中国医学临床百家

毕宏生 /著

白内障手术进展

毕宏生 2018 观点

科学技术文献出版社
SCIENTIFIC AND TECHNICAL DOCUMENTATION PRESS
·北京·

图书在版编目（CIP）数据

白内障手术进展毕宏生2018观点 / 毕宏生著. —北京：科学技术文献出版社，2018.5（2019.1重印）

ISBN 978-7-5189-3961-9

Ⅰ.①白… Ⅱ.①毕… Ⅲ.①白内障摘除术 Ⅳ.① R779.66

中国版本图书馆 CIP 数据核字（2018）第 031806 号

白内障手术进展毕宏生2018观点

策划编辑：蔡　霞　　责任编辑：蔡　霞　　责任校对：张吲哚　　责任出版：张志平

出 版 者	科学技术文献出版社
地　　址	北京市复兴路15号　　邮编　100038
编 务 部	（010）58882938，58882087（传真）
发 行 部	（010）58882868，58882870（传真）
邮 购 部	（010）58882873
官方网址	www.stdp.com.cn
发 行 者	科学技术文献出版社发行　全国各地新华书店经销
印 刷 者	北京虎彩文化传播有限公司
版　　次	2018 年 5 月第 1 版　2019 年 1 月第 2 次印刷
开　　本	710×1000　1/16
字　　数	55千
印　　张	6.5　彩插6面
书　　号	ISBN 978-7-5189-3961-9
定　　价	78.00元

序
Foreword

韩启德

欧洲文艺复兴后，以维萨利发表《人体构造》为标志，现代医学不断发展，特别是从 19 世纪末开始，随着科学技术成果大量应用于医学，现代医学发展日新月异，发生了根本性的变化。

在过去的一个世纪里，我国现代化进程加快，现代医学也急起直追。但由于启程晚，社会经济发展落后，在相当长的时期里，我国的现代医学远远落后于发达国家。记得 20 世纪 50 年代，我虽然生活在上海这个最发达的城市里，但是母亲做子宫切除术还要到全市最高级的医院才能完成；我患猩红热继发严重风湿性心包炎，只在最严重昏迷时用过一点青霉素。20世纪60—70年代，我从上海第一医学院毕业后到陕西农村基层工作，在很多时候还只能靠"一根针，一把草"治病。但是改革开放仅仅30多年，我国现代医学的发展水平已经接近发达国家。可以说，世界上所有先进的诊疗方法，中国的医生都能做，有的还做得更好。更为可喜的是，近年来我国医学界开始取得越来越多的原创性成果，在某些点上已经处于世界领先地位。中国医生已经不再盲从发达国家的疾病诊疗指南，而能根据我们自己的经验和发现，根据我国自己的实际情况制定临床标准和规范。我们越来越有自己的东西了。

要把我们"自己的东西"扩展开来，要获得越来越多"自己的东西"，就必须加强学术交流。我们一直非常重视与国外的学术交流，第一时间掌握国外学术动向，越来越多地参与国际学术会议，有了"自己的东西"也总是要在国外著名刊物去发表。但与此同时，我们更需要重视国内的学术交流，第一时间把自己的创新成果和可贵的经验传播给国内同行，不仅为加强学术互动，促进学术发展，更为学术成果的推广和应用，推动我国医学事业发展。

我国医学发展很不平衡，经济发达地区与落后地区之间差别巨大，先进医疗技术往往只有在大城市、大医院才能开展。在这种情况下，更需要采取有效方式，把现代医学的最新进展以及我国自己的研究成果和先进经验广泛传播开去。

基于以上考虑，科学技术文献出版社精心策划出版《中国医学临床百家》丛书。每本书涵盖一种或一类疾病，由该疾病领域领军专家撰写，重点介绍学术发展历史和最新研究进展，并提供具体临床实践指导。临床疾病上千种，丛书拟以每年百种以上规模持续出版，高时效性地整体展示我国临床研究和实践的最高水平，不能不说是一个重大和艰难的任务。

我浏览了丛书中已经完稿的几本书，感觉都写得很好，既全面阐述有关疾病的基本知识及其来龙去脉，又介绍疾病的最新进展，包括笔者本人及其团队的创新性观点和临床经验，学风严谨，内容深入浅出。相信每一本都保持这样质量的书定会受到医学界的欢迎，成为我国又一项成功的优秀出版工程。

《中国医学临床百家》丛书出版工程的启动，是我国现代医学百年进步的标志，也必将对我国临床医学发展起到积极的推动作用。衷心希望《中国医学临床百家》丛书的出版取得圆满成功！

　　是为序。

作者简介

Author introduction

毕宏生，二级教授、主任医师、博士生导师，泰山学者，山东省智库高端人才，美国路易威尔大学客座教授。现任山东中医药大学附属眼科医院院长、山东中医药大学眼科研究所所长，山东中医药大学眼科与视光医学院院长，山东省青少年视力低下防治中心主任。国家临床重点专科、国家中西医结合眼科重点学科带头人。第十二、十三届全国人大代表。

从事眼科临床、教学及科研工作35年，在白内障、屈光疾病、大脑视觉科学的临床及研究领域造诣深厚，先后被推选为中国中西医结合学会眼科专业委员会主任委员、世界中医药学会联合会眼科分会副会长、国际角膜塑形学会亚洲分会副主席、前国家卫生和计划生育委员会防盲专家指导组副组长、中华医学会眼科学分会常务委员、中国医师协会眼科医师分会常务委员、全国白内障学组副组长、山东省医学会眼科学分会主任委员，山东省医师协会副会长兼眼科医师分会主任委员，山东省眼视光与眼镜协会会长、美国白内障与屈光学会国际会员等，兼任《国际眼科杂志》《中华眼科杂志》《中国中医眼科杂志》《中国实用眼科杂志》《眼科》等眼科权威杂志副主编及常务编委。

毕宏生教授在我国较早开展"激光乳化白内障技术"等32项国际先进水平的新技术，尤其在被称为20世纪眼科三大进展——白内障、近视、玻璃体视网膜病的显微手术和中西医结合治疗方面有深厚造诣并取得令人瞩目的成就。率领医院组建了12个特色专业组，成为国内权威的眼科临床中心，被原国家卫生部评审为首批"国家临床重点专科"。

近年来，以临床常见的致盲疾病（眼视光疾病、青少年视力低下、白内障、免疫性眼病）的发病机制及防治措施作为研究重点，先后主持承担国家科技支撑计划、国家自然科学基金、973项目子课题等国家级科研项目14项，省部级科研项目28项，获中国中西医结合学会科学技术奖一等奖、山东省科技进步一等奖等各级奖项34项次。研究并撰写的150多篇论文在SCI收录期刊及核心期刊发表，主编、副主编国家规划教材《眼视光学理论与方法》《中西医结合眼科学》等教材、专著9部，申请受理发明专利、软件著作权授权等42项，获得批准20余项。

先后被授予国务院政府特殊津贴专家、全国五一劳动奖章、部级劳动模范、全国首届眼科医师奖、山东省十大杰出青年、山东省有突出贡献的中青年专家、山东省卫生系统杰出学科带头人、山东名中医药专家、首届齐鲁名医、全省卫生科技创新人才、感动山东十佳健康卫士、山东省十佳医师等荣誉称号。

前 言

　　白内障在我国仍然是第一位的致盲眼病，而且随着中国老龄化社会的逐渐到来，白内障的发病率在我国也会逐渐增长。白内障会造成视功能的下降，给患者的工作和生活带来诸多不便。在我国有关白内障治疗的一些错误观点仍然存在，其中一个比较普遍的错误观点就是药物治疗，国内外的权威研究表明，到目前为止还没有一种药物能够有效治疗白内障或延缓白内障的发生发展，而手术是治疗白内障唯一有效的办法；还有一个错误的观点就是白内障"熟透"才能手术，白内障一旦到了成熟期甚至过熟期，可能会出现一些比较严重的并发症，给治疗带来困难，影响术后视功能的恢复。

　　白内障手术方式大体经历了四个阶段：针拨术、囊内摘除术、囊外摘除术和超声乳化术，目前国内外主流的手术方式是超声乳化白内障吸除术，其优点是切口小，创伤轻，手术时间短，患者痛苦少，术后恢复快，可以植入折叠式人工晶状体，术后视功能好。

　　近几年发展起来的飞秒激光辅助技术是白内障超声乳化手术的又一大技术进步，利用飞秒激光做手术切口、撕囊和预劈核，提高了手术的精准性和安全性，获得更佳的术后效果，已经被越来越多的白内障医生所认可和使用。任何手术都可能会有并发症，白内障手术也不例外，医生应当具备预判、预防和正确处理白内障手术有关并发症的能力。

随着手术技术的进步和各种功能性人工晶状体的出现，目前白内障手术已经由复明性手术转变为屈光性手术，这就要求术前的检查要更完整更准确，要有个性化的手术设计方案，手术要更加精细。通过植入各种功能性人工晶状体，目前白内障手术不但可以治疗白内障，而且可以治疗近视、远视和角膜散光，可以让患者摆脱眼镜而获得远中近全程视力，提高术后的视觉质量和生活质量。

对于一些复杂性白内障的手术治疗，医生应当具备娴熟的手术技巧，合理的利用一些辅助技术，尽可能地为患者提供一个良好的术后效果。对于小瞳孔白内障手术，可以利用虹膜拉钩或者瞳孔扩张器辅助扩大瞳孔，保证手术的顺利进行。对于悬韧带异常的白内障手术，可以根据悬韧带异常的范围选择不同的囊袋张力环，从而获得更好的术后效果。对于婴幼儿先天性白内障的治疗目前争议较多，但是只要白内障影响视功能就应当手术治疗，而且越早越好，2 岁以后可以植入人工晶状体，要注意后续弱视的治疗。

本书中的许多观点是笔者多年眼科临床工作的经验总结和积累，敬请各位同仁参考和交流，医学是复杂的，而且不断发展更新，如有不同的观点，也欢迎大家各抒己见，共同学习探讨，白内障医生的目标是一致的，就是让更多的白内障患者重见光明，获得优良的术后视功能，为我国的白内障防盲事业贡献自己的力量。

毕宏生

目 录
Contents

白内障仍然是我国第一位的致盲眼病

1. 随着我国老龄化社会的到来，我国白内障发病率近几年会不断增长

白内障虽然是当前全球性的主要致盲原因，但不同国家和地区的患病率有相当大的差别。在发展中和经济不发达国家和地区，如亚洲国家（中国、越南、菲律宾等）和西太平洋地区、非洲地区、拉美加勒比海地区和东地中海地区，白内障是致盲的主要原因，如秘鲁和巴西的白内障盲占盲人的比例是72% ～ 74%，非洲和东地中海地区是 50% 左右。在其他国家和地区，白内障的发病率同样很高，但由于白内障手术率高，所以，白内障致盲并不是主要原因，如美国白内障致盲率最高的黑人也不过为 27%。中国致盲的主要原因是白内障，没有得到及时治疗的白内障盲人大约有 300 万，每年新增加的白内障盲人数约为 40 多万。随着人口的增加和老龄化加剧，这一数字还在继续

增高。因此，在中国白内障是防盲治盲优先考虑的眼病。

2. 我国白内障手术率逐年增加，但和发达国家相比仍然较低，且地区间差异明显

白内障手术率（cataract surgical rate，CSR）是指每年每百万人群中所做的白内障手术数量，能客观评价白内障手术干预措施的成效，它是衡量不同国家和地区眼保健水平的常用指标。与发达国家相比，发展中国家的白内障手术率仍较低。

目前，美国等发达国家的 CSR 值达 5000 以上，而非洲的 CSR 值仅为 300。我国的 CSR 较低，2013 年的 CSR 值仅为 1200，2016 年的 CSR 值超过 2000，由此可见，我国发达地区和欠发达地区之间、城乡之间的 CSR 差异非常明显。虽然我国目前约有 3 万名眼科医师，但半数以上的眼科医师不能施行白内障手术，尤其农村地区缺少能够开展白内障手术的眼科医师，从而导致了白内障盲人得不到及时有效治疗，人数逐渐增加。另外，影响白内障手术率的因素还有手术费用和心理因素。

我国面临着白内障发病率高、白内障手术率低的问题，白内障致盲日益成为严重的公共卫生问题。目前，经过我国政府和非政府慈善组织的努力，CSR 已经明显提高，但仍然远低于欧美国家，这与我国目前医疗资源分配不均衡、基层医院眼科医师不足、患者受传统观念的影响治疗不积极等因素有关。因此，我

认为加强基层医院眼科医师的培养，尤其是县级医院手术医师、技师和手术护士的团队建设非常重要，同时进行白内障知识的宣教，将有助于提高我国的 CSR。

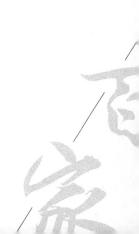

白内障发生机制的研究

目前研究认为，氧化损伤是由活性氧（ROS）诱导的一种与老化密切相关的损伤类型，被认为是白内障的始发因素。国内外大量学者已从晶状体氧化损伤方面探讨了白内障发生的机制，同时也有学者发现晶状体在无氧条件下也会出现离子平衡的紊乱与混浊，因此，认为非氧化机制在其中也起重要作用，其发生的分子机制尚不十分清楚。

3. 晶状体内各种蛋白的变化与白内障的发生是有关系的

（1）晶状体蛋白是人类晶状体细胞质中主要的结构蛋白，正常的晶状体蛋白有助于维持晶状体的透明性，一旦发生变化会导致白内障的发生。

晶状体蛋白在晶状体水溶性蛋白中约占90%，它与周围的细胞骨架蛋白相互结合，整齐排列，保持晶状体的透明性。根据其在电场中的迁移能力，主要分为 α、β、γ 三类。α 晶状体蛋白由 αA 和 αB 两个亚基组成，既是晶状体的结构蛋白，又具有分子伴侣（chaperone）的作用，可以协助其他类型的晶状体蛋白抵抗蛋白的翻译后修饰，有助于维持晶状体的透明性，其特有的分子伴侣活性对各种致病因素造成的晶状体蛋白非特异性凝集具有抑制作用。β 晶状体蛋白被认为是结构蛋白。γ 晶状体蛋白主要承担维持晶状体正常形态的作用。

（2）热休克蛋白含量的减低或功能失活均可导致白内障发生

热休克蛋白（heat shock proteins，HSPs）作为一种在进化上高度保守的应激蛋白，具有分子伴侣活性，可帮助蛋白质进行正确折叠，保护其免受应激损伤，并可帮助变性的蛋白质复性。该蛋白含量的减低或功能失活均可导致白内障发生。其中 HSP70 是热休克蛋白家族中最重要的一种。HSP70 的表达有利于晶状体蛋白的正确折叠构象，从而增强对晶状体的保护作用，延缓白内障的发生。

（3）波形蛋白在晶状体内生物学方面的确切作用目前尚不明确

波形蛋白主要在晶状体上皮细胞中表达。它在晶状体内生物学方面的确切作用是未知的。既往的研究证实波形蛋白参与晶状体上皮细胞信号转导、细胞结构改变及细胞分化和凋亡。其表达的变化参与了白内障形成。

（4）钙蛋白酶的激活可以导致晶状体内多种蛋白质发生水解，从而导致白内障的发生钙蛋白酶（calpains）是一种广泛存在于包括晶状体在内的人全身各脏器组织中的钙离子浓度依赖性、非溶酶体性的限制性蛋白水解酶。各种原因引起的钙离子浓度的升高可激活钙蛋白酶，使晶状体内的晶状体蛋白（α 晶状体蛋白和 β 晶状体蛋白），细胞骨架蛋白（肌动蛋白、波形纤维蛋白、微管、念珠状纤维等）和膜蛋白等多种蛋白质发生水解，以上蛋白的水解作用导致晶状体中不溶蛋白的部分增加，导致白内障的形成。

（5）水通道蛋白（aquaporins，AQPs）在维持晶状体正常的水分代谢、内环境稳定及透明性等方面具有非常重要的意义

在晶状体上皮细胞和纤维细胞膜上分别有 AQP1 和 AQP0 表达。它们在维持晶状体正常的水分代谢、内环境稳定及透明性等方面具有非常重要的意义。AQP0 与白内障的形成密切相关。AQP1 在晶状体上皮细胞的丰富表达具有高效的水转运功能。AQP1 的表达变化与氧化性白内障的发生、发展密切相关。

4. 晶状体上皮细胞凋亡可能是非先天性白内障的细胞学基础

晶状体代谢最活跃的部位是晶状体上皮细胞，氧化损伤首先发生于上皮细胞。研究认为，氧化应激和紫外线可启动晶状体上皮细胞凋亡，进而导致白内障的发生。白内障患者可能缺乏对这二者的防御机制，并认为晶状体上皮细胞凋亡可能是非先天性白内障的细胞学基础。

（1）DNA 是晶状体上皮细胞损伤的最薄弱的靶点之一

晶状体代谢最活跃的部位是晶状体上皮细胞，而 DNA 又是晶状体上皮细胞损伤的最薄弱的靶点之一。紫外线辐射可直接损伤晶状体上皮细胞 DNA，造成氢键断裂，碱基二聚体形成，DNA 单、双链断裂，DNA 链间 / 内交联和 DNA 蛋白质交联等破坏，导致细胞凋亡。白内障是继发于晶状体上皮细胞 DNA 损伤后未修复或错误修复的结果。

（2）研究发现人晶状体上皮细胞凋亡及白内障的形成与基因调控有关

p53 是调控细胞凋亡的重要基因之一，能够参与细胞凋亡、生长抑制、干扰细胞周期进程、分化及加速 DNA 修复以及细胞应激后的衰老等过程的调控。*p53* 对调控人晶状体上皮细胞凋亡及白内障的生成具有重要作用。被 H_2O_2 氧化损伤后的人晶状体上皮细胞中 *p53* 基因上调明显。有研究发现，可以通过直接抑制靶基因 *p53* 的表达调控抑制晶状体上皮细胞的凋亡。

Fas 是肿瘤坏死因子（TNF）超家族成员之一，也是 *p53* 诱导细胞凋亡的下游调控基因。当配体 FasL 与受体 FasR 结合后，会通过衔接蛋白活化起始 caspase，再经过 caspase 酶家族的其他成员将信号逐级放大传播，最终启动凋亡程序。年龄相关性白内障晶状体上皮细胞中 *Fas* 蛋白介导的细胞凋亡在其发病过程中发挥重要作用。

Bcl-2 和 *Bax* 同属 Bcl-2 家族，是目前研究得最深入、作用

最广泛的凋亡相关基因，它们在白内障的形成中有着重要的作用。*Bcl-2* 可通过多种途径抑制细胞凋亡，而 *Bax* 基因的功能与 *Bcl-2* 基因相反。

（3）晶状体上皮细胞线粒体损伤，膜电位下降导致细胞凋亡

线粒体是细胞内主要的 ATP 生产中心，在细胞凋亡、衰老、癌症、信号转导的发生过程中起着非常重要的作用。近年来，线粒体被视为细胞凋亡的关键元件。越来越多的研究表明，在紫外线、电离辐射等凋亡信号的刺激下，线粒体膜电位（$\Delta\Psi m$）丢失，线粒体的通透性会发生变化，各种凋亡因子会从线粒体释放到细胞质中，它们或激活 caspase，或独立地破坏核染色质，从而表现出细胞凋亡的各种形态特征，即胞质浓缩、DNA 的大规模片段化，最后细胞膜内陷形成凋亡小体。UVB 照射细胞后可以通过增加 ROS、降低 $\Delta\Psi m$ 及活化线粒体凋亡途径来诱导细胞死亡。

（4）晶状体上皮细胞的凋亡是通过钙离子途径激活的

正常晶状体的 Ca^{2+} 含量维持在较低水平，当 Ca^{2+} 在晶状体代谢过程中发生异常改变时，可导致晶状体混浊而发生白内障。白内障晶状体中 Ca^{2+} 含量明显高于正常晶状体的 Ca^{2+} 含量。Ca^{2+}-ATP 酶在 Ca^{2+} 转运、维持细胞内低 Ca^{2+} 浓度过程中起关键性作用。Ca^{2+}-ATP 酶损伤导致 Ca^{2+} 大量内流，细胞内 Ca^{2+} 浓度持续升高，可激活 Ca^{2+} 依赖性的核酸内切酶，使 DNA 降解，诱导细胞凋亡，并抑制细胞增殖，从而诱发白内障形成。有研究表

明，Ca^{2+}-ATP 酶对紫外线诱导的晶状体上皮细胞凋亡、维持晶状体透明及在白内障的发生发展中具有重要意义。

（5）晶状体上皮细胞信号传导通路是近年白内障领域研究热点

丝裂原活化蛋白激酶（mitogen-activated protein kinase，MAPK）是生物体内重要的信号传导系统之一，参与介导生长、发育、分裂、分化、死亡等多种细胞过程。MAPK 家族主要包括细胞外信号调节激酶（ERK）、c-Jun 氨基末端激酶（JNK）、p38-MAPK 3 等亚型。UVB 可选择性地激活应激蛋白 c-Jun 氨基末端激酶（JNK）和 *p38*，激活的 JNK 进一步使核内 c-Jun 等转录因子活性增强，从而通过激活应激蛋白通路引起晶状体的一系列变化。P38-MAPK 信号转导途径参与 H$_2$O$_2$ 诱导人晶状体上皮细胞 HSP27 的表达。

5. 近年对晶状体中细胞膜受体、细胞间连接及其在细胞通讯、兴奋传导等方面的研究渐成热点

细胞膜是细胞生命活动的重要结构基础，与细胞的每一种功能活动相关联。细胞间通讯（gap junction intercellular communication，GJIC）是由缝隙连接（Gap Junction，GJ）介导的细胞间主要通讯方式，其组成结构为缝隙连接蛋白（Connexin，Cx）。晶状体是无血管的透明组织，晶状体上皮细胞之间及上皮细胞与纤维细胞之间是通过 GJIC 进行营养物质的运输、代谢产物的排泄和晶状体各种成分之间渗透性平衡调节，从而维

持晶状体透明性。已有实验证明晶状体成熟纤维细胞的表面有 1/3 ～ 1/2 的面积被缝隙连接所占据，这比其他任何体细胞膜表面缝隙连接所占的比例都要高。Cx 发生缺失和突变后，将导致白内障的形成。UVA 照射可诱发可逆性中断晶状体上皮细胞的缝隙连接细胞间通讯，导致晶状体代谢紊乱，最终导致白内障的形成。

总之，白内障的发生是一种多因素影响的结果，其过程包括细胞生命活动的各个环节。对这些环节及彼此联系的深入研究，有可能更好地阐明白内障的发病机制，并寻找到更明确的治疗药物与方法。

手术是治疗白内障唯一切实有效的手段

6. 白内障发病机制复杂，无有效药物治疗，目前手术是治疗白内障唯一切实有效的手段

虽然随着现代科学技术水平的不断发展和提高，医学基础研究日新月异，白内障的发病机制与防治研究得到了进一步发展，但白内障的发病机制非常复杂，老化、遗传、代谢异常、外伤、辐射、中毒和局部营养不良等都可引起晶状体囊膜损伤，使其渗透性增加，丧失屏障作用，或导致晶状体代谢紊乱，使晶状体蛋白发生变性，形成混浊。由于白内障形成的机制尚不明确，目前还没有任何一种药物能够治愈白内障。

白内障是常见病、多发病，是致盲的主要原因，直接影响着患者的视觉和生存质量。所以，白内障的治疗一直受到特别的重视。古今中外，先后应用过许多治疗方法，例如内服药、注射药、药物滴眼、各种物理疗法、针灸、按摩、气功、贴膏药、药

物熏蒸及手术等。这些治疗方法的效果究竟如何呢？要进行具体的分析论证是很困难的，因为各个时期各个地方的报道都不一致。但是如果一定要概括地加以评价的话，可以说除手术以外，其他任何治疗方法疗效都是不确定的。白内障的手术方式有白内障针拨术、白内障囊内摘除术、白内障囊外摘除术、白内障超声乳化术等。其中，白内障囊外摘除术和超声乳化术是现阶段常用的手术方式，其余的方法由于其术后并发症较多，已较少采用。

7. 在我国有关白内障治疗的错误观点仍然存在，应当加强科学普及教育

（1）药物治疗白内障目前还没有证据显示其有效性

目前，至少有 40 多种抗白内障药物在世界各国临床使用，证明其有效性的直接证据甚少。尽管有一些制剂在动物实验中已证实可抑制白内障的形成，包括苄达酸、泛硫乙胺和维生素类抗氧化剂，但仍缺乏有效的临床证据。

由于白内障形成的机制尚不明确，故药物治疗至今未取得突破性进展，目前国内外都处于探索研究阶段。到目前为止，还没有任何一种药物能治愈白内障、完全阻止或延缓白内障的发展，许多人都希望能通过药物来治疗白内障，以免除手术之苦，但是晶状体中的蛋白质变性是一种不可逆的过程，晶状体一旦发展为白内障后，无论用什么药物也不能将变性的蛋白质，恢复成原先的清澈透明状。

因此，到目前为止，药物治疗白内障疗效不确切。早期白内障经药物治疗后，晶体混浊即使没有发展，也不能完全肯定是药物治疗的结果，因为白内障的早期进展至成熟是一个漫长的过程，它有可能自然停止于某一发展阶段而不至于严重影响视力。也就是说，白内障唯一确实有效的治疗方法就是手术治疗。

（2）"白内障熟透才能手术"的观点早已过时

以前是有"不成熟不能手术"的说法，那是就当时的手术条件而言的。在20世纪五六十年代已经逐渐打破这种限制了。现在手术时机的选择，除特殊情况外，主要根据患者对视力的需求来定。白内障视力减退到影响生活、工作和学习就可进行手术，而且白内障早期手术为宜，不可等到"成熟"。有的患者害怕手术，白内障已经成熟了还是不肯手术，这是很危险的，容易引起继发性青光眼、葡萄膜炎等并发症，不仅严重影响患者视力，还给患者带来痛苦，因此，白内障不是不做手术就是安全的，发展到一定程度必须手术治疗。

从前白内障的手术方式是白内障囊内摘除术，切口大，操作简单，不需要特殊设备，仅使用特殊的镊子或冷冻头冻结晶状体，将晶状体强行从切口拉出，术中无法植入人工晶状体，患者比较痛苦。且由于术后有多种并发症的发生，如玻璃体疝、瞳孔上移、黄斑囊样水肿、视网膜脱离等，术后视力恢复差，已被临床淘汰。

随着医疗技术的进步，特别是白内障超声乳化手术的应用，可以在白内障没有成熟的阶段就进行手术恢复视力。现在的白内障手术是在手术显微镜下进行精细操作的，同时联合植入人工晶体，以达到最好的视力恢复效果。这一手术已在全世界广泛应用，且随着功能性人工晶状体出现，能满足患者对不同距离视力的需求。

目前，白内障不用再等到视力下降到 0.5 以下时再做手术，有些患者虽然视力 1.0，但已有自觉症状的（如视物模糊、畏光、重影等）都可以进行白内障手术，甚至有些想解决老视的患者，也可以行透明晶状体超乳手术联合多焦点人工晶状体植入，从而获得优良的全程视力。

白内障超声乳化吸除术是目前的主流手术方式

8. 白内障超声乳化吸除术是目前白内障手术的主流手术方式

白内障手术发展历程大体经历了白内障针拨术、白内障囊内摘除术、白内障囊外摘除术和白内障超声乳化吸除术 4 个阶段。摘除白内障的最好方法是囊外摘除术，目前大部分通过超声乳化吸除法来完成，超声乳化吸除术是主流的手术方式。超声乳化白内障吸除术已经进行了 30 余年。其优点是手术时间短、切口小、组织损伤小、愈合快、术后恢复视力快、散光小、术后并发症少、可以植入折叠式人工晶状体等，但是对手术技术要求高。一项随机试验比较了白内障囊外摘除术（ECCE）和小切口超声乳化白内障吸除术，在术后 1 年时超声乳化吸除术组中，手术并发症更少，视力明显更好，晶状体后囊膜混浊（PCO）的发生率更低。

超声乳化白内障吸除术的眼内操作步骤包括：

（1）构筑一个恰当大小的切口，与超声乳化针头相匹配，且能够紧密地闭合。切口的位置、大小和设计决定于几个因素，包括患者眼眶的解剖、植入的人工晶状体的类型、切口在处理散光中的作用、手术医师的喜好和经验等，例如，改变切口的特点和将其置于陡峭的角膜子午线中央可以减少原先存在的散光（图1）。

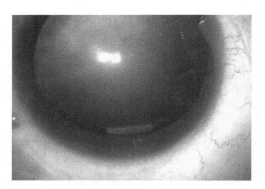

图1　透明角膜隧道切口（彩图见彩插1）

（2）应用眼用黏弹剂保护角膜内皮细胞，处理组织和在手术期间保持适当的操作空间。

（3）居中连续环行撕囊，有利于晶状体安全的吸除，防止从晶状体前囊膜放射状裂口起源的后囊膜撕裂，有利于囊袋内植入人工晶状体，并使人工晶状体保持居中。对于一些类型的人工晶状体，撕囊口完全覆盖在人工晶状体边缘可以阻止晶状体后囊膜混浊的发生及稳定人工晶状体位置（图2）。

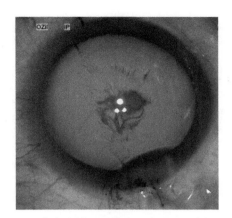

图 2　中央连续环形撕囊（彩图见彩插 2）

（4）水分离，在超声乳化期间通过转动晶状体核来减少悬韧带的张力，并有利于彻底地吸除晶状体皮质（图 3）。

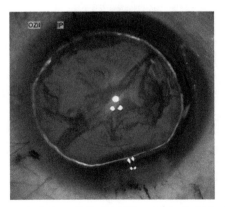

图 3　水分离形成的"金环"（彩图见彩插 3）

（5）应用晶状体核刻槽分块法（divide and conquer）或拦截劈裂法（chopping）技术来分解晶状体核和进行超声乳化吸除（图 4）。

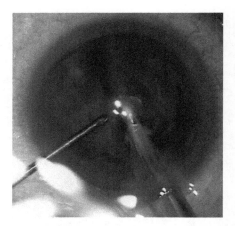

图 4 晶状体核被"一分为二"（彩图见彩插 4）

（6）彻底清除残留的晶状体皮质（图 5）。

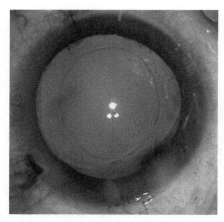

图 5 囊袋内的晶状体皮质被彻底清除（彩图见彩插 5）

（7）将人工晶状体植入晶状体囊袋内，并置于居中位（图6），或者根据晶状体囊膜的解剖情况，将人工晶状体可靠地固定在睫状沟（有或没有缝线固定或采用撕囊口的挟持）。

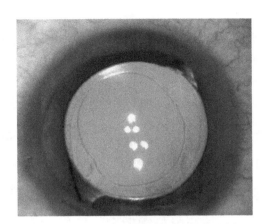

图6 人工晶状体植入囊袋内（彩图见彩插6）

（8）尽可能彻底清除黏弹剂，减少术后眼压升高的可能。

（9）构筑可靠的自闭的水密伤口，否则就用缝线缝合来保证切口的密闭性。

除了需要实施手术步骤的技术之外，白内障手术也需要认识和处理术中所发生的意外事件、问题和并发症的能力。对于一些复杂的病例，如过硬的晶状体核、悬韧带脆弱或具有角膜失代偿的较大危险时，采用大切口、手法白内障囊外摘除术可能更为合适。只有当眼科医师接受与白内障手术相关的培训后才能施行手术。

一种成功的理想的白内障手术应当包括以下几个方面：①可靠的水密闭合的切口，减少术源性散光或减少术前存在的角膜散光；②完全去除晶状体物质；③对角膜内皮细胞、虹膜和其他眼组织没有或只有很小的损伤；④囊膜内植入合适的后房型人工晶状体。

9. 飞秒激光辅助技术可以提高白内障超声乳化吸除术的安全性和准确性

飞秒激光是一种以脉冲形式运转的红外线激光，具有脉冲宽度短、瞬时功率大、精确的靶向聚焦定位特点，能够聚焦到比头发的直径还要小得多的超细微空间区域，无热效应和冲击波，整个光程无组织损伤，在光学透明组织内有可视性和可操作性的特点，这些特性奠定了其在眼科领域中的应用价值。

飞秒激光辅助白内障手术是一新兴手术，其在整体上提升了手术的准确性、可预测性和安全性，最大限度减少了眼内操作，并减少了对眼组织的损伤。随着相关技术的日益成熟和治疗参数的不断优化，同时随着白内障屈光手术概念的深入人心，飞秒激光将被更多患者所接受。飞秒激光辅助白内障手术主要包括三个方面：前囊切开、预劈核和透明角膜切口。

（1）前囊切开

飞秒激光辅助的前囊膜切开不依赖术者的经验和技巧，形成的前囊膜开口在大小形状位置和安全性上均体现出良好的可预测性和可重复性。与传统的手工撕囊术相比，激光囊膜切开精度可提高 12 倍，达到 μm 级，提高了手术的准确性。连续环形居中撕囊可以减少囊袋的不对称收缩，带来更好的 IOL 前囊重叠效果，避免 IOL 倾斜和偏心，避免晶状体上皮细胞迁移导致的后发性白内障，使 IOL 植入位置更准确和稳定。而且在电脑控制的可视系统的辅助下，即使是不对称散大的瞳孔，也能安全手术，为撕囊提供精确的参数，这一点对于目前应用的屈光性人工晶状体尤为重要。良好的撕囊可以提供良好的有效晶体位置，从而使屈光性人工晶状体的作用发挥到最优（图7，图8）。

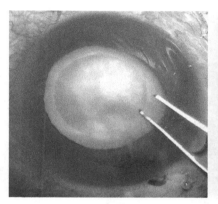 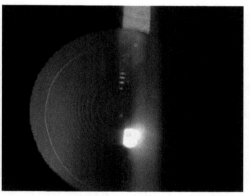

图7　飞秒激光辅助的前囊膜切开形成的前囊膜开口体现出良好的可预测性和可重复性（彩图见彩插7）

图8　良好的撕囊提供了良好的有效人工晶状体位置（彩图见彩插8）

（2）预劈核

飞秒激光对晶状体的作用是通过等离子气化作用，不仅可以达到不同的深度，做出不同的形状，还可以改变晶状体核的硬度，有利于其乳化吸除，同时使手术医师跳过刻槽和劈核这两个经常出现并发症的步骤，减少了手术器械进入眼内的次数和晶状体处理的时间，避免前房涌动，提高手术效率和安全性，可减少有效超声乳化时间。飞秒激光辅助碎核可在计算机程序控制下预设劈核参数，可完成对晶状体核的十字交叉、格栅状或联合同心圆形状的任何几何形状的切割，软化硬核，减少随后的超声乳化步骤和能量。

　　飞秒激光晶状体核分割后超声乳化能量的降低和时间的缩短将有效地减少手术对角膜、视网膜及其他组织的损伤，提高手术整体的安全性，尤其对伴有营养不良和糖尿病视网膜病变等疾病的患者更有益处，从而大大提高术中及术后的安全性（图9）。

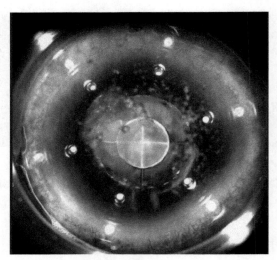

图9　飞秒激光预劈核减少了有效超声乳化时间，提高了手术效率和安全性
（彩图见彩插9）

　　（3）透明角膜切口及角膜松解切口制作

　　飞秒激光可制作比传统的手动操作更加稳定、制作的切口更加光滑、角膜切口的密闭性更佳，这种切口更不易导致角膜变形和切口渗漏。由于避免了机械性的牵拉，损伤更小，恢复更快，同时可以明显减少术后眼内炎及后弹力层脱离、水肿等并发症的

发生率。飞秒激光可通过电脑程序准确设计每一个手术切口的大小、位置和形状，包括单平面或多平面切口、全层及部分厚度切口，并能通过影像监测在指定的角膜厚度下进行操作，极大地提高了切口的精度和可预测性，降低了术后并发症的发生率，对术者手术技巧的依赖性也相对减少，做到标准化制造，这是手工制作角膜切口所无法达到的（图 10）。飞秒激光还可以通过屈光测量设计角膜松解切口，校正散光及老视，完成屈光性的白内障手术。

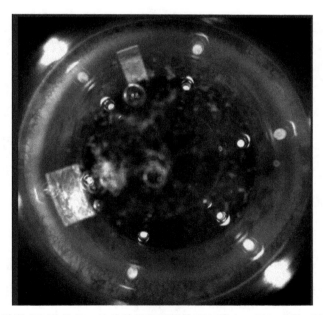

图 10　飞秒激光制作的切口比传统的手动操作更加稳定、更加光滑、密闭性更佳
（彩图见彩插 10）

选择人工晶状体应结合患者的需求及眼部情况进行优选

10. 手术医师需要了解所使用人工晶状体的特点，从而为患者选择最合适的人工晶状体

对于大多数病例来说，囊袋内植入后房型人工晶状体是理想的方法。白内障手术医师可以从大量的不同种类和不同材料的后房型人工晶状体中选择适用于患者需要的一种人工晶状体。人工晶状体的设计各不相同，包括光学部的大小和形状、光学部和袢的构型、光学部边缘的设计、光学部分和袢的材料等，可以使生产的不同人工晶状体具有不同的特性。每种人工晶状体所用的材料和设计及其植入系统都有其独有的优点和缺点，因此，每位手术医师需要了解所使用人工晶状体的特点，从而为患者选择最合适的人工晶状体。在折叠型人工晶状体出现之前，硬性聚甲基丙烯酸甲酯是（PMMA）后房型人工晶状体的应用最为广泛。因为

折叠型人工晶状体可以通过小切口植入，因此，现在是白内障超声乳化吸除术后最常选用的人工晶状体。

折叠型人工晶状体可以根据光学部的材料来分类：硅凝胶、亲水型丙烯酸、疏水型丙烯酸以及胶原／羟乙基甲基丙烯酸共聚物。折叠式人工晶状体可以应用镊子或推注器植入，也有人工晶状体可以事先预装入推注器内，推注器有利于一致地可重复地经过小切口植入人工晶状体，而且防止人工晶状体接触到附着于患者外眼表面的碎屑和微生物。

有时由于晶状体悬韧带的异常或前、后囊膜的撕裂，需要进行人工晶状体非囊袋内固定。某些人工晶状体的设计，如可调节的或板式袢的人工晶状体，需要囊袋内固定，在需要非囊袋固定时是禁止使用的。手术医师应当有备份的人工晶状体，以免在意外情况下可以应用。睫状沟固定的后房型人工晶状体理想的特点，包括足够大的总长度、袢向后有角度及光学部边缘不是锐角。预计人工晶状体光学部的位置更为靠前，睫状沟固定的人工晶状体的屈光度比囊袋内固定的人工晶状体计算的屈光度减少屈光度（D）0.5～1.0。在缺少足够的残余囊膜支持时，应当将后房型人工晶状体的袢固定到虹膜或巩膜上，这种方法的危险包括将人工晶状体放置在不恰当的解剖位置上，以及缝线的断裂。有效地应用前房型人工晶状体决定于人工晶状体的恰当的设计、大小及放置。前房型人工晶状体主要有房角固定型和虹膜固定型两种类型。其主要风险在于可能会产生虹膜畸形、瞳孔变形、人工晶状体可能会移动或转动、产生慢性炎症、囊样黄斑水肿（CME）、眼压高及角膜内皮层的损伤。因为非囊袋内固定会增加人工晶状体光学部倾斜和偏中心的可能性，因此手术医师应当慎重选择屈光性人工晶状体（如非球面人工晶状体、散光矫正型人工晶状体及多焦点人工晶状体等）。

11. 各种屈光性人工晶状体的出现，白内障手术已经由复明手术转变为屈光性手术

（1）非球面人工晶状体适合于角膜存在正球差的白内障患者

通过球面人工晶状体边缘的光线相对于轴旁的光线来说聚焦在视网膜前，因此，球面人工晶状体会有正的球差。角膜正球差的患者如果植入了球面人工晶状体会造成全眼正球差进一步增大，造成对比敏感度的下降及瞳孔大时视力的下降。非球面人工晶状体的设计可以减少或消除眼的球差。多项临床试验已经显示使用非球面人工晶状体可以减少眼的球差，这种减少与瞳孔相关。一些研究显示应用这些人工晶状体与应用球面人工晶状体相比，对比敏感度有不同程度的提高。非球面人工晶状体的功能受瞳孔大小、人工晶状体倾斜和偏中心，以及人工晶状体的球差是否与患者角膜很好地匹配所影响。

（2）散光矫正型人工晶状体适合于角膜规则散光而渴望视远摘镜的白内障患者

散光矫正型人工晶状体可以减少白内障手术后由于角膜规

则散光而产生的对眼镜的依赖，不能用于角膜不规则散光的患者。散光矫正型人工晶状体与非散光矫正型的单焦点人工晶状体相比可以减少对眼镜的依赖。为了使散光矫正型人工晶状体起到作用，必须要准确地测量角膜散光的轴位和程度，必须要将人工晶状体准确地对位。而错误的对位会减少其预想的散光矫正作用，甚至使总的散光情况更差。2017 年中华医学会眼科学分会白内障学组已经在《中华眼科杂志》上发表了散光矫正型人工晶状体临床应用的专家共识，可以遵照共识的指导来进行临床应用。

（3）为了减少白内障术后对眼镜的依赖而获得全程视力，手术医师可以选择植入单眼视矫正、多焦点或可调节人工晶状体

单眼视（monovision）矫正是指矫正一只眼用于视远，矫正对侧眼用于视近或中间视力的一种情况，主视眼设计成以视远为主。单眼视矫正的成功决定于双眼间的模糊抑制，即来自一只眼的模糊影像不干扰来自于聚焦眼的影像。有研究发现当矫正主眼用于视远时，在不希望配戴眼镜来矫正的白内障人群中，白内障手术后单眼视矫正的总接受率为 90%。

多焦点人工晶状体通过将入射光线分为两个或多个焦点来获得它们的作用，可以分为折射性或衍射性。与单焦点人工晶状体相比，多焦点人工晶状体对于提高近视力是有作用的。目前的多焦点人工晶状体设计本身就决定了其固有的一些缺陷，包括对比敏感度的降低、光晕及眩光。提高非矫正近视力的作用是否超过

多焦点人工晶状体的不良反应在不同患者中是有相当大差别的，一个重要因素是患者想要达到不戴眼镜的动机到底有多强烈，以及随着时间推移的适应情况。对于有弱视或角膜、视盘和黄斑部异常的患者不建议植入多焦点人工晶状体，多焦点人工晶状体建议囊袋内居中固定，因此，术中出现囊袋有关的并发症时要慎重选择。

调节性人工晶状体通过改变其在眼内的位置或形状而产生调节作用，试图模仿人的调节。这些人工晶状体显示出不同程度的调节能力，而没有多焦点人工晶状体固有的对比敏感度的下降。但其调节能力有限，并且随着时间的推移，调节能力也会有下降的趋势。

重视白内障术前检查，尤其是植入屈光性人工晶状体时

12. 对屈光性人工晶体植入患者的全身健康状况进行评估是非常有必要的

屈光性 IOL 植入患者术前的评估包括患者全身和眼部的健康，特别注意能够影响术后长期视觉效果或影响患者满意度的情况。如果全身情况已经影响或随疾病发展将会影响眼部健康，要对这些患者的术后长期安全性和有效性进行衡量和说明。例如，如果糖尿病患者血糖控制较好，且没有证据显示视网膜发生病变，那他是屈光性 IOL 植入很好的候选者。但如果患者血糖控制较差，有很高的风险是进展性的糖尿病眼底病变，那最好是避免选择多焦点晶状体，而是选择单焦点人工晶状体行单眼视来代替。还有许多全身性疾病属于这一类，由于这些疾病会影响患者术后长期的视力和满意度，需要慎重考虑。例如，患者先前服用

过选择性 a_1 肾上腺素能受体拮抗剂（如盐酸坦洛新），或其他非选择性 a_1 阻滞剂（如多沙唑嗪和阿夫唑嗪），会增加术中虹膜松弛综合征的风险。这类患者更容易出现术中并发症（如医源性虹膜损伤、晶状体后囊破裂），这种情况大大影响了手术医师晶状体的选择，最终影响患者的预后。

13. 屈光性人工晶状体植入手术前必须要对患者角膜形态及眼球表面健康状况进行评估

针对有意向做白内障屈光性 IOL 植入手术的患者就诊时，必须要做角膜地形图检查。准确的角膜数据是为待行屈光性 IOL 植入患者制定矫正散光和晶状体选择的主要参考依据（图 11，图 12）。而仅有角膜前表面的数据是不够的，也必须计算角膜后表面对散光的影响。通过检查也可以筛选出圆锥角膜和角膜张力性疾病。

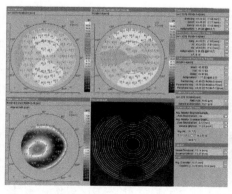 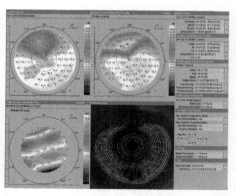

图 11　角膜规则散光（彩图见彩插 11）　图 12　角膜不规则散光（彩图见彩插 12）

角膜地形图在角膜张力性疾病早期出现视力下降或裂隙灯检查出典型体征之前，就能够检测到角膜前后表面轻度改变。如果角膜地形图显示角膜异常改变，如扭曲、不规则散光，或者是由于干眼症，这种情况就可能不推荐行屈光性 IOL 植入，或者在行屈光性 IOL 植入术前先行干预治疗。

上述的任何情况都会降低所有眼前节生物测量的准确性，从而影响以屈光为评价指标的屈光性 IOL 植入术后结果，这些情况必须事先得到治疗，以免成为术后并发症。屈光性 IOL 植入术前优化眼球表面，可作为患者何时行屈光性白内障手术的指标，也能获得更可靠的生物测量参数和良好结果，进一步增加屈光性 IOL 植入型高端人工晶状体手术患者的满意度。

14. 植入屈光性人工晶状体要考虑角膜后表面曲率和高阶像差

利用 Scheimpflug 原理照相技术的设备，能够获得角膜地形图和角膜高度图很多细节的信息。研究结果显示，在总角膜散光中，后角膜散光贡献了平均为 −0.30D 的顺规散光。忽略角膜后表面散光，角膜前表面散光为逆规散光时会导致欠矫，当角膜前表面散光为顺规散光时会导致过矫。因此，建议矫正散光必须选择全眼散光，或预留一个前表面顺规散光 +0.30D 来抵消角膜后表面散光。

15. 并非所有的患者都适合植入屈光性人工晶状体，术前尽可能做详尽的检查及掌握其禁忌证

屈光性 IOL 居中性非常重要，能够影响 IOL 共轴性和 IOL 植入术后长期稳定性的因素需进行确认。IOL 偏中心会导致多焦点 IOL 植入后高阶像差增大、光晕或雾视；非球面 IOL 偏心时会导致慧差增大，如先前的外伤史，有时会严重损害晶状体悬韧带的稳定性，从而影响晶状体位置，术后长期稳定性和共轴性。

植入非球面、波前矫正人工晶状体和多焦点人工晶状体的患者来说需慎重选择，因为这些人工晶状体对共轴性要求高，否则会出现视觉质量下降。必须考虑最终相对瞳孔中央 IOL 的位置，即术前 Kappa 角和 Alpha 角的检查。Kappa 角是视轴和瞳孔中心的夹角，Alpha 角是视轴与光轴的夹角（图 13）。

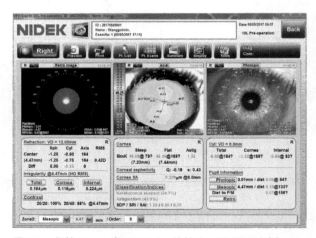

图 13　术前 Kappa 角和 Alpha 的检查（彩图见彩插 13）

注：LDist：阿尔法角；PDist：白天 Kappa 角；MDist：夜间 Kappa 角；MPDist：日夜瞳孔中心偏移量。

患者视网膜情况必须详细评估，因为有些情况影响 IOL 的选择和患者屈光性 IOL 植入术后长期的视觉质量。IOL 植入术后会发生视网膜脱离的风险，尤其是在高度近视患者。既往有过视网膜牵拉、视网膜裂孔及视网膜脱离病史的患者，需要完善术前眼底检查，SLO 进行眼底全面扫描，相干断层眼底扫描（OCT）对患者黄斑区的形态学评估，视觉电生理对视网膜和视神经功能的评估，以降低高度近视患者行屈光性 IOL 植入手术的风险。

屈光性 IOL 植入患者群体的年龄往往会伴有视网膜病理变化，这也影响屈光性 IOL 植入患者的筛选、IOL 选择及长期视觉效果。例如黄斑前膜患者，不管伴或不伴有黄斑水肿，即使屈光性 IOL 植入手术很成功，往往术后视力也很差。如果只是几个玻璃疣或视网膜色素上皮层改变在早期不会影响视觉功能，但如果不引起注意以后就会慢慢变差。

我们的观点是手术医师应该避免给这些患者选择多焦点 IOL，而对于相同程度的轻度年龄相关性黄斑改变的患者，如年龄较大且病程进展缓慢，医师也可以考虑给他们选择多焦点 IOL。如果患者年纪较轻，有轻度的黄斑病理改变，像玻璃疣或轻度 RPE 层萎缩，需要考虑植入的 IOL 能长期达到好的视觉质量效果与黄斑疾病的进展相关。

同样需要考虑的情况还包括：有着玻璃体黄斑牵拉风险的不完全玻璃体后脱离、目前或者既往发生中心性浆液性视网膜病变、其他的黄斑及视网膜病理改变。在很多病例中，这些病理改变在 60D、90D 或广角眼底镜检查很容易忽视掉。因此，很多手术医师提倡在屈光性 IOL 植入术前行 OCT 来评价网膜情况。这样能够提前发现问题，帮助我们为患者选择合适的 IOL，设定切合实际的术后期望值，比术后发现要好得多。

16. 在设定双眼各自的目标屈光度时要考虑主导眼和非主导眼，使主导眼具有较好的远视力，非主导眼具有较好的近视力

术前获得生物测量参数的过程中，技术人员应该注意屈光性 IOL 植入手术患者的优势眼。这能够帮助我们根据术前生物测量参数和波前像差测量为患者选择最合适的晶状体屈光度。在屈光性 IOL 植入手术时选择单焦晶状体、散光晶状体或者调节性晶状体设定双眼各自的屈光目标，来实现术后的单眼视，知道患者的优势眼是至关重要的。优势眼可以设计为以看远为主，而非优势眼设计成以视近为主。这样可以提高患者的术后视觉质量，增加满意度。

17. 屈光性白内障手术要求术前的生物学测量尽可能精准

屈光性白内障手术最终结果不仅依赖于手术医师的术前评估和精湛的手术技巧，也必须依靠可靠可信的术前测量。优秀特检团队的建立，可以通过不同方式得到一致可信的生物测量参数。

在临床的实践中，患者将会接受角膜曲率相互独立的不同测量方法，例如人工角膜曲率测量，双 Scheimpflug 眼前段分析，IOL-Master，Lenstar，基于 Placido 盘角膜地形图设备，在晶状体、屈光度、轴向选择之前，将这些数据进行分析比较其相关性，确定和计算在双眼或两种设备之间散光和眼球长度的差值。

人工角膜曲率计曾被认为是金标准，如今被更高效的能够提供更多生物测量参数的自动分析设备所取代。但对于一个有经验的检查人员而言，手动角膜曲率计在识别微小的病理变化是非常有帮助的，这些病理改变会影响晶状体选择，最终影响患者手术效果和满意度。例如干眼症、不规则散光，很容易被忽略的小的改变，训练有素的检查人员在人工角膜曲率检查中就会察觉到这种不规则凹陷。

超声生物测量的解剖眼轴长度数据，会由于操作者或解剖变异（如后巩膜葡萄肿）而容易产生变异。而非接触性光学测量技术，IOL-Master 和 Lenstar，逐渐取代了超声检查的方法，能够更稳定、更有效地提供角膜曲率、眼轴长度和其他一些重要参数。通过光学生物测量可以获得患者的黄斑中心数据，为晶状体选择提供更为准确的眼轴长度。

IOL-Master 应用了部分相关干涉原理测量角膜顶点到 RPE 层的距离，无须接触角膜，也减少了角膜受压的风险及人为误差。角膜曲率测量通过排列呈六角形的 6 个灯反射到中央视轴 3mm 的角膜上，根据这 6 个点的数据推算出角膜曲率数据。该设备还提供了前房深度和 W-W 长度二代公式 SRK Ⅱ，三代公式 SRK/T、HofferQ、Holladay1 和四代公式 Haigis 作为标准输出。

Lenstar 同样是光学生物测量，基于低相干的光学反射原理进行数据测量。它是唯一能够提供眼轴长度、角膜曲率、角膜厚度、晶状体厚度、瞳孔测量、视网膜厚度、前房深度、W-W 长度和视轴偏心程度的仪器设备。

大量研究显示，IOL-Master 和 Lenstar 在散光大小上显示了很好的一致性和可重复性。散光轴向只有中等的可重复性，可能是由于数据获得的原理不同，Lenstar 的自动角膜曲率测量是 4 次独立的角膜测量，在围绕视轴的 2 个同心区内的 32 个径向光标。相对于 IOL-Master 单个区 6 个光标，这些差异在测量斜轴散光特别重要。

18. 根据眼轴长度来选择合适的眼内人工晶状体计算公式，但是也需要临床医师的经验和专业知识来进行总结回归分析

选择合适屈光度的晶状体在临床中非常重要，不恰当的晶状体屈光度计算公式选择将显著影响晶状体有效位置的准确预测，导致术后产生屈光性问题。

一般来讲，选择使用的不同计算晶状体屈光度的计算公式主要与患者眼轴长度有关。对大多数的平均眼轴长度来说，使用 Holladay1 和 Haigis 公式寻找好的一致性。如果是短眼轴患者（眼

轴长度≤ 22.5mm），倾向于选择 HofferQ 公式。如果是长眼轴患者（眼轴长度＞ 25.0mm），倾向于选择 SRK/T 公式。这些不过是大方向的指导方针，当遇到相互矛盾的一些数据时，要保持警惕及判断，包括双眼的生物测量数据差异大，一只眼在两种不同生物计算测量值的相互矛盾，以及典型的眼轴长度和角膜曲率数据的偏差。这就要求屈光性 IOL 植入手术医师对所得数据必须结合临床经验和专业知识综合做出判断。

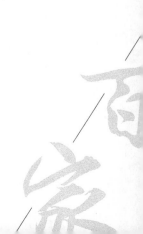

重视术中并发症的防治

19. 及时发现并正确处理后囊膜破裂

（1）术前认识后囊膜破裂的危险因素并做好预防措施需要术者重点关注

白内障手术医师在行白内障手术时，要加强预防后囊膜破裂的意识，因为在整个手术过程中，每一个环节都有可能出现后囊破裂的情况，所以，认识后囊破裂的危险因素并做好预防措施需要术者重点关注。

容易引起后囊破裂的危险因素有很多，以下几种情况可能更为常见。

1）小瞳孔

在某种病理因素影响下，术前瞳孔最大限度散大直径仍 ≤ 4mm 者为小瞳孔，4 ~ 6mm 者为瞳孔散大不良。

小瞳孔按成因可大体分为两类：一种是低反应性小瞳孔，也叫作功能性小瞳孔，它是指瞳孔在散瞳剂的作用下散大一部分，但瞳孔仍＜ 4mm，它与术前散瞳不充分或时间过长、对散瞳剂不敏感、机械或化学刺激有关。

另一种叫作固定性小瞳孔，也叫作解剖性小瞳孔，是指使用散瞳剂不能散大瞳孔者。由于瞳孔难以散大，术中视野及操作空间减小，操作时容易误伤后囊，导致后囊破裂。

2）高度近视

高度近视患者眼轴拉长，悬韧带较正常人松弛，后囊膜薄弱，玻璃体变性、液化，核的硬度较正常患者要高，所有这些因素都容易导致术中后囊破裂。

3）后极性白内障

后极性白内障是先天性白内障的一种，常双眼发生，多表现为晶状体后极部中央区的局限性混浊，可合并后囊膜薄弱或缺失。因此，在行白内障摘除时要时刻小心薄弱的后囊破裂或对后囊缺失的可能性提高警惕。

4）假性囊膜剥脱综合征

假性囊膜剥脱综合征是一种以灰白色纤丝或头皮样碎屑为特征的剥脱物广泛沉积于眼部及全身其他组织的年龄相关性疾病。剥脱物堆积和瞳孔开大肌萎缩引起虹膜实质组织的弹性下降，造成瞳孔散大不充分。另外，悬韧带进行性受损，导致脆性增加，易出现晶状体不全脱位或全脱位。这些改变都是后囊破裂的易发因素。

除此之外，高龄患者、玻璃体切割术后的患者后囊破裂的风险都较正常人高。在识别出危险因素后，应提前告知患者并对高风险的患者做好前部玻璃体切除的准备。

（2）白内障手术的任何一个环节都有可能会引起后囊膜破裂

在白内障超声乳化联合人工晶状体植入术的每一个环节都有可能引起后囊膜破裂，因此在手术过程中，每一步都应该谨慎操作，了解其操作规范，避免后囊膜破裂的发生。以下是白内障超声乳化吸除＋人工晶状体植入术中的几个关键步骤，一旦操作不当，后囊膜破裂的风险会大大增加。

1）撕囊

撕囊时，由于术者操作不熟练或是囊袋张力比较大，前囊膜撕裂向后囊延伸，导致后囊膜破裂（图 14）。

2）水分离

水分离时快速、大量向囊袋内注水，晶体核上浮阻滞前囊口，使囊袋内压力瞬间增大，撑破后囊膜。或注水针头插得过深，直接刺破后囊膜。

3）核处理

超乳头或辅助器械刺破后囊膜，或尖锐的核块刺破后囊膜（图 15）。

4）抽吸皮质

在抽吸皮质时，误吸后囊膜造成后囊膜破裂。

5）植入人工晶状体

人工晶状体植入时，人工晶状体或辅助器械都可以造成后囊膜损伤。

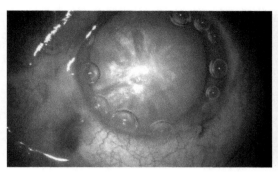 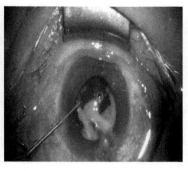

图 14 撕囊时前囊向周边裂开，可能会导致后囊破裂（彩图见彩插 14）　　图 15 核处理时，坚硬的核块刺破了缺少皮质保护的后囊（彩图见彩插 15）

（3）认识后囊膜破裂的征象，是有效处理后囊膜破裂的第一步

手术过程中如果出现以下表现常预示发生了后囊膜破裂：红光反射突然增强、虹膜突然轻微抖动、瞳孔大小突然改变、瞳孔变形、前房深度突然改变、核块跟随性下降、超乳效率降低、核块倾斜、有向后移动的趋势、核块下沉、发现明显破孔、切口无法密闭等。

（4）后囊膜破裂后及时正确地处理是影响预后的关键

后囊膜破裂后应沉着冷静，明确后续处理的原则和目的，尽量避免玻璃体脱出，减少术中及术后玻璃体牵拉，同时安全移除大部分皮质，防止核块掉入玻璃体腔。

做法如下：判断明确后囊破裂后立即暂停手术，降低灌注液瓶高，退出辅助器械，自侧切口注入弥散型黏弹剂后退出超乳针头。扩大切口，手动移除碎核，用低灌注、低流速、高切速切除前房玻璃体。能否植入人工晶状体取决于周边囊膜的完整性，若后囊破裂而周边前囊完整，则可将三片式人工晶状体植入睫状沟；有时前后囊膜均受损，只要前囊受损的范围局限，仍然可将三片式人工晶状体植入睫状沟。

（5）坠核或核块坠入玻璃体腔，是白内障超声乳化手术中最为棘手的并发症之一

后囊膜破裂是发生坠核的前提条件，因此，后囊膜破裂的高危因素同样适用于坠核。同样，它也可以出现在手术过程的若干个环节，如水分离时过快、过量的注水造成囊袋阻滞综合征，核处理时损伤后囊膜等。

根据坠核或核块坠入玻璃体腔的深浅，可以分为前玻璃体坠核和后玻璃体坠核两种。核在前玻璃体的标志是显微镜下能直接看见核，并且器械也能较容易地碰到核。此时的处理同后囊膜破裂玻璃体溢出。而一旦核坠入后玻璃体，则禁止任何器械深入玻璃体腔盲目打捞，因为这样不仅无法取出核块，还有可能严重干扰玻璃体的组织结构，造成术中及术后严重并发症。

如果术者经验有限，则最理智的做法是清除溢出至前房的玻璃体及残余皮质，立即请有经验的后节医师当场处理或关闭切口尽快转入上级医院。

20. 暴发性脉络膜上腔出血是内眼手术最为严重的并发症

暴发性脉络膜上腔出血是内眼手术最为严重的并发症，一旦

发生，后果十分严重，需要及时正确地处理。可见于各种内眼手术，白内障手术中的发生率为 0.04% ～ 0.30%。

白内障手术中发生暴发性脉络膜上腔出血的直接诱因为各种原因导致的术中眼内压的突然降低。全身因素，如高龄、肥胖、高血压、糖尿病和出血性疾患（如失代偿期肝硬化）等，均是暴发性脉络膜上腔出血的诱发因素。眼部因素中青光眼、高度近视、既往内眼手术史也与暴发性脉络膜上腔出血密切相关。有报道认为，脉络膜上腔出血的发生都有如后囊破裂、悬韧带断裂造成玻璃体脱失的前提情况，手术顺利的情况下出现概率较小。

术中患者烦躁不安，视力骤降，红光反射不见，眼压突然增高伴剧烈眼痛，多数患者伴有血压增高。显微镜下可看到半球形向球内突出的眼球壁。术中一旦发生出血，可见切口即时裂开，出血可迫使眼内容物从开放的伤口脱出，血液可渗至视网膜下，甚至玻璃体内及前房。

术中一旦发现可疑脉络膜上腔大出血，应立即关闭切口，如果因为眼内压过高而不能关闭切口，在给予甘露醇的同时用手指压迫切口。用水或气泡尽量恢复部分前房，加压包扎，升高的眼内压具有压迫止血的作用。

基于此，笔者认为，术中应避免引流脉络膜上腔出血。术后给予止痛等对症治疗，用高渗剂及其他降眼压的药物将眼压控制正常。及时行 B 超检查明确脉络膜上腔出血部位、范围及隆起情况。于术后 10 ～ 14 天左右，再次 B 超复查，明确后极部没有出现网脱、脉脱，前房插入灌注管以便持续灌注和维持眼压，于脉络膜隆起最高处，一般选在角巩缘后 10 ～ 14mm 处，放射状切开巩膜，放出脉络膜上腔积血，切口长度为 3 ～ 4mm。睫状体平坦部因为位置太靠前，不容易彻底引流积血，因此不建议睫状体平坦部放血。对于合并视网膜脱离的患者，经脉络膜上腔积血引流后，行玻璃体切割术，切除出血混浊的玻璃体，复位视网膜，光凝封闭视网膜裂孔和视网膜变性区，眼内填充硅油，完成治疗。

21. 切口制作的优劣关系着手术是否顺利

切口制作是白内障手术的第一步，其质量的优劣与手术是否顺利密切相关，与其相关的并发症包括：与切口位置有关的并发症（如隧道过短、隧道过长、内切口靠前、内切口靠后、切口过宽、切口过窄、切口太浅、切口过深），切口渗漏，后弹力层脱离，术中虹膜脱出，切口源性眼内出血。

手术刀与角膜所成角度太陡直，结果过早进入前房，短隧道的内切口活瓣面积较小，无法提供足够力量使切口闭合，导致切口不易达到水密和自闭。因此，术后需要进行切口的缝合。

隧道过长会限制超声乳化针头的活动，使进入的乳化针头向上倾斜，如果想在后房平面操作，势必要下压乳化针头，从而导致术中眼球的过度运动和角膜的扭曲变形，特别是在处理切口位置的核块和皮质时将会非常困难。如果隧道过长导致手术不能顺利进行时最好封闭原切口，在其他处另做切口，以保证手术的顺利进行，特别是对初学者而言，应特别注意这一点。

切口过宽在传统非超乳手术中除可能引起更大术后散光外，术中并无大碍。在超乳手术中切口过宽会导致切口渗漏，灌注不足，术中持续浅前房。此时操作空间小，虹膜易脱出且易被乳化针头损伤，角膜内皮也更易受到机械和超乳能量的损伤。浅前房也会引起瞳孔收缩，进一步增加手术难度。超声乳化手术应当选择与超乳针头宽度相匹配的手术刀制作切口，否则，如果切口过宽最好缝合或另做切口。

切口过窄在传统非超乳手术中，将使挽核发生困难。在超乳手术中过窄的切口会限制超声乳化针头的运动，从而导致眼球在术中发生转动，甚至引起角膜皱褶，影响前房可见度，还会减少灌注液流量，增加发生切口热损伤的风险。此外，器械强行进出过紧的切口很容易损伤角膜后弹力层，这种情况应该扩大切口。

22. 后弹力层脱离的范围影响角膜的透明性

可能引起后弹力层脱离的原因有手术刀不够锋利、手术刀进入角度与角膜内表面过于相切、手术器械反复进出切口过于频繁等。

为了尽可能地预防后弹力层脱离的发生，手术应该选择锋利的手术刀，器械每次进入切口时应将其尖端朝向切口后唇，在穿刺刀或超声乳化针头进入前房之前，用黏弹剂加深前房深度。

如发生后弹力层脱离，用气泡或黏弹剂顶压可使角膜后弹力层复位，必要时可用缝线缝合固定。缝合时进针部位需比发生脱离区域的前部边缘更靠近角膜中央，然后朝向周边出针，从而使脱离的后弹力层复位，如不能复位，则需角膜移植。

23. 虹膜脱出应引起术者重视

术中切口位置过于靠后、切口太大及任何能引起眼内压急剧升高的情况都可以引起术中虹膜脱出。而一旦发生虹膜脱出，会给手术带来许多不利影响（图16），如术中虹膜损伤导致前列腺素急剧释放可引起瞳孔收缩，虹膜小环的血管破裂可导致眼内出血，损伤虹膜基质或括约肌，导致术后瞳孔不规则、瞳孔对光反射消失、术后虹膜周边前粘连或虹膜嵌塞入切口等。

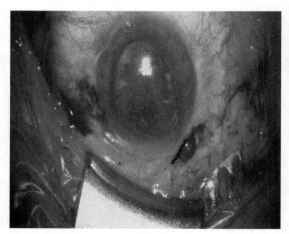

图16 切口位置靠后，虹膜嵌顿于切口（彩图见彩插16）

术者必须确定引起虹膜脱出的真正原因，从而解决问题。如开睑器放置不当或悬吊上直肌的缝线过紧可能会对眼球施加过度外力；如眼球紧张饱满，可通过辅助切口吸除部分眼内液体或黏弹剂，以降低眼压；如虹膜脱出发生在水分离时，可在囊袋内下压晶状体核，以平衡眼前房和后房的压力。在手术结束前，向前房内注入缩瞳剂、恰当地使用黏弹剂等均能降低虹膜嵌顿切口的风险。

24. 撕囊口的优劣影响术中操作乃至术后并发症发生

如果撕囊口比较小但还不至于使后面操作无法进行，可小心继续操作，待植入人工晶状体后再根据需要补充二次撕囊。如果撕囊口太小影响手术操作，则应当立即进行二次撕囊，扩大撕囊范围。扩大撕囊的具体方法有：若在撕囊开始阶段发现囊口太小，可以将撕囊方向改为离心方向，采用螺旋式扩大撕囊方式来扩大撕囊范围。若撕囊已经完成，但囊口太小，可以再次注入黏弹剂，在前囊口缘剪一斜形小口，然后从游离端开始再撕除一定宽度的前囊膜，使开口扩大。

在撕囊过程中一旦发现撕囊口有向周边部撕裂现象，应当立即停止操作，根据撕裂程度选择补救措施。可补充黏弹剂，向中心方向轻轻牵拉囊膜瓣，改变囊瓣前进方向。如果撕裂在瞳孔范围外，转为开罐式截囊，必要时转换手术方式，如 ECCE 或 SICS。

白内障医师应当具备诊断和正确处理白内障术后并发症的能力

25. 由于眼内炎后果严重，因此预防感染是一个非常重要的问题，一旦发生眼内炎需要针对感染的不同阶段，采取不同的治疗方案

与感染有关的因素，包括伤口的渗漏、术中发生晶状体后囊膜破裂、玻璃体丢失、手术时间延长、患者免疫功能低下、活动性睑缘炎、泪道阻塞、切口部位位于下方、男性及年龄较大。

一般而言，通过减少眼球表面微生物的数量，减少手术期间和手术后微生物进入眼内的机会，或者通过根除术中或术后可能到达眼部的微生物，就可以减少眼内炎发生的危险。根据这些概念，已经应用的预防措施，包括手术前滴用抗生素滴眼液、5% 聚维酮碘清洁结膜囊、10% 聚维酮碘消毒眼周的皮肤、贴膜粘好睑缘和睫毛根部、灌注液内加入抗生素、手术结束时前房内注入抗生素、水密切口、结膜下注射抗生素，以及术后滴用抗生素滴眼液等。

以非手术眼作为对照的非随机对照试验和前瞻性试验提供了结膜囊内局部应用 5% 聚维酮碘可以减少细菌量和术后感染发生率的证据，很少需要全身应用抗生素。越来越多的证据支持眼内应用抗生素可以减少眼内炎发生的风险。

欧洲白内障和屈光手术医师学会（ESCRS）施行的一项采用部分盲法、随机的临床试验，研究了手术结束时，前房内注入头孢呋辛和围手术期应用左氧氟沙星滴眼液对于超声乳化白内障吸除术后眼内炎的发生率，该研究被提前中止，因为已经显示出前房内应用头孢呋辛具有良好作用。

瑞典一项前瞻性、非随机的研究表明，前房内应用头孢呋辛的患者眼内炎的发生率降了一半。

但是，目前国内还没有用于眼前房注射的商品化抗生素剂型，前房内应用非商用配制的抗生素溶液带来了错误地稀释药物的危险，并有潜在的毒性作用。与前房内直接注入抗生素相比，并没有相应的研究来支持将抗生素放入灌注瓶内的作用，虽然这种方法仍然是一种常用的做法。

与前房内用药相比，它不能够获得预期的抗生素浓度和持续时间。术前预防性滴用抗生素滴眼液及术后继续滴用抗生素滴眼液是有效的。建议术前使用氟喹诺酮类和氨基糖苷类等的广谱抗菌滴眼液。术后因氟喹诺酮类抗生素眼内穿透性强，建议最好采用氟喹诺酮类抗菌滴眼液。建议常规术前连续使用 1 ~ 3 天，每天 4 次；若仅使用 1 天，则采用频繁点眼 6 ~ 8 次 / 天。术后建议使用抗生素点眼 1～2 周，每天 4 次。

　　发生眼内炎的患者可能有视力下降、疼痛、眼红、眼前出现新的浮游物和眼睑水肿的主诉。这些症状一般开始发生于术后 1 周左右。常见的临床症状，包括结膜充血、角膜水肿、前房炎症、前房积脓和玻璃体混浊。如果怀疑发生眼内炎，最好将患者转诊给视网膜专科医师。应当尽快抽取前房房水或玻璃体，进行病原体检测，必要时玻璃体腔内注射抗生素。针对处于不同阶段的感染，采取不同的治疗方案。在临床实际应用中，4～6h/ 次观察病情；对于病情进展迅速者，需 2h/ 次观察病情，并根据病情所处阶段，不断调整治疗方案。玻璃体腔注射抗生素是针对疑似病例、早期病例的治疗或在实施玻璃体手术前的初期治疗，不必连日给药，建议注射 2～3 天 / 次。

　　在大多数情况下，玻璃体腔抗生素只需一次即可以控制感染。玻璃体腔注射药物首选 10g/l 万古霉素 0.1ml 及 20g/l 头孢他啶 0.1ml 联合注射，若患者对头孢菌素类抗生素过敏，可选用庆大霉素、阿米卡星、丁胺卡那霉素等药物替代。

　　值得注意的是，玻璃体切割术后，抗生素能迅速扩散到视网膜表面，为降低视网膜毒性，需考虑减少抗生素剂量。硅油和气体填充眼内注射时需要大幅减少剂量（建议 1/10～1/4 的标准剂量）。眼内炎玻璃体切割术研究（Endophthalmitis Vitrectomy Study，EVS）建议，对于就诊时有手动或视力较好的患者，只需要施行玻璃体腔内抽吸液体和注射抗生素。相反，对于就诊时视力只有光感或更差的患者，施行睫状体平部玻璃体切割术和抗生素治疗更可以获得成功。当玻璃体出现炎性混浊，患者视力为光感、更差或呈进行性下降时，或者玻璃体内注射无法有效控制病情时，建议采用玻璃体手术。对于玻璃体手术时机，2013ESCRS建议视力更好的眼内炎病例进行玻璃体手术，认为玻璃体手术有利于获得标本并除去大部分的细菌，减少了再手术的需要。笔者也认同该观点，认为应更为积极地进行玻璃体手术。为减少注射药物向眼外弥散，维持玻璃体腔药物浓度，重症急性化脓性眼内炎治疗应使用与玻璃体内注射药物相同的全身性抗生素治疗。

26. 注意毒性前节综合征与感染性眼内炎的鉴别

毒性前节综合征（toxic anterior segment syndrome，TASS）是一种无菌性炎性反应，一般发生于术后 12～48 小时，可以与感染性眼内炎的表现相似。与 TASS 相关的常见的临床表现有弥漫性的角膜水肿，严重的前房内细胞、闪辉、纤维素渗出和前房积脓。其后遗症包括瞳孔麻痹、继发性青光眼和角膜失代偿。毒性前节综合征通常对抗炎药物有反应。如果怀疑有感染的可能，应当对前房水和玻璃体液进行培养来排除感染，并开始应用抗生素治疗。对于 TASS 的治疗主要是糖皮质激素联合非甾体类抗炎药物。

TASS 与多种因素有关，但常常很难证实其病因。可能原因包括清洁器械时应用的化学清洁剂和酶、从透明角膜切口渗入的眼膏、注入的无菌水、变性的（高压蒸汽处理的）黏弹剂、非生理性 pH 值和渗透压、人工晶状体表面污染物、结膜下抗生素的切口渗漏、玻璃体腔内受污染的硅油、环氧乙烷玻璃体切割术包装消毒，以及人工晶状体抛光用复合物等。前房内应用的抗生素浓度稀释错误而导致使用很高浓度的抗生素也是 TASS 的一种原因。

27. 临床有意义的囊样黄斑水肿在常规的无并发症的小切口白内障术后很少发生，且对药物治疗反应好

临床有意义的囊样黄斑水肿（clinically significant CME）在常规的无并发症的小切口白内障术后很少发生，即使发生，它对药物治疗的反应也是很好的。然而，顽固的病例可导致中心视力永久丧失。CME 发生的危险因素包括以前患过葡萄膜炎、术中囊膜破裂并有玻璃体丢失、晶状体碎片的残留、糖尿病视网膜病变、静脉阻塞性疾病、视网膜前膜、以前施行过玻璃体视网膜手术、真性小眼球、视网膜色素变性、放射性视网膜病变、男性、年龄大及对侧眼人工晶状体 CME 的病史。诊断常常依靠后节 OCT 的检查结果，它与荧光素眼底血管造影相比，更加快速无创。

因为 CME 一般与术后眼部炎症相关联，因此，要滴用抗炎药物来预防和治疗 CME。已有证据表明，在预防和治疗急性和慢性 CME 时，非甾体类抗炎药物（NSAIDs）单独应用或与糖皮质激素联合应用要比单独应用糖皮激素更有效。

现在，还没有明确的预防术后 CME 的方案。虽然根据一些

研究，推荐对一些高危眼预防性滴用 NSAID 来预防 CME，术前和术后立即应用非甾体抗炎药可加速术后最初几周的视力恢复。玻璃体腔内注射抗血管内皮生长因子和皮质类固醇药物可能是有用的，特别是糖尿病患者。

28. 当人工晶状体植入术后发生不可接受或不能耐受的屈光不正时，必须权衡手术干预的危险和眼镜或角膜接触镜矫正等替代疗法的利弊

精确地预测植入的人工晶状体最后的有效晶体位置是不可能的。因而，在一些患者中，有时会出现意想不到的屈光意外。这种情况在角膜曲率或眼轴长度测量不准确时发生概率更大，如不合作的患者、角膜屈光手术后的患者及高度近视伴有后巩膜葡萄肿的患者等。不准确的人工晶状体标识或植入错误的人工晶状体也会导致严重的屈光误差。最后，能够影响晶状体有效位置的手术因素包括囊袋内残留黏弹剂、人工晶状体袢或光学部不恰当放置、撕囊直径及将人工晶状体前后面放反等。

白内障术后出现屈光不正时，可以采取的治疗方法有：框架眼镜、角膜接触镜及手术干预。当人工晶状体植入后发生不可接受或不能耐受的屈光不正时，必须权衡手术干预的危险和眼镜或角膜接触镜矫正等替代疗法的利弊。手术干预的方法有人工晶状体置换、角膜屈光手术和再次睫状沟植入背靠背的人工晶状体，即 piggyback IOL 植入。

复杂性白内障要求医师有更高的技巧和经验

29. 外伤性白内障需要根据受伤的时间、程度及是否合并其他部位损伤来选择手术时机及手术方式，有时需要联合手术

（1）外伤性白内障是眼外伤的主要并发症

眼外伤是常见的多发性眼病之一，目前眼外伤已成为眼科三大单眼致盲疾病之一。据统计，我国每年会有数百万到上千万人发生眼外伤，其后果严重，是目前儿童和青壮年单眼失明的主要原因之一。临床上眼外伤通常按致伤原因分为机械性眼外伤和非机械性眼外伤两类，前者包括眼钝挫伤、穿通伤和异物伤等，后者有眼热烧伤、化学伤、辐射伤和毒气伤等。

眼外伤引起的晶状体混浊，称作外伤性白内障。外伤性白内障在眼科是常见的疾病，是眼外伤的主要并发症，占

36% ～ 52.9%。在外伤致盲原因中占很重要的地位。目前，随着眼科显微手术及器械的进步，已经大大改善了眼外伤的预后，尤其是眼前段的外伤，其治愈率已有了很大提高。外伤性白内障的治疗主要是手术摘除后植入人工晶状体，术后视力有较大的提高，并可重新获得双眼单视的功能。但有些外伤性白内障表现为局限性混浊，对视力影响较小者可以观察。

（2）外伤性白内障手术时机的选择应根据患者就诊时眼部及晶状体损伤情况来决定

关于外伤性白内障手术时机，目前意见尚不一致。有学者主张越早越好，建议伤后 1 ～ 2 周或 1 ～ 2 个月后进行。但在临床上，许多眼外伤患者，由于损伤轻、创口小，早期未能引起注意，直到视力丧失方来就诊，或在基层医院反复转诊，经过不适当的处置，或因患者经济状况不好，延误早期治疗。

另外，有些病例（如已在基层医院近期作过创口修补缝合，炎症反应较重）不适当的早期手术会加重术后炎症反应，收不到早期手术之效果。

综合参考资料，根据我们的临床体会认为，对外伤性白内障的手术时机应根据患者就诊时眼部及晶状体损伤情况来决定：①对外伤损伤晶状体、晶状体皮质溢入前房引起晶状体皮质过敏性眼内炎和堵塞前房角致眼压升高者或晶状体明显混浊伴有晶状体内异物存留者；或外伤性白内障伴有视网膜脱离需要尽早摘出晶状体了解视网膜情况者；或眼部损伤严重，破碎的晶状体与损伤的玻璃体混合炎症反应明显者，均应及早施行手术。②如角膜创口较小，炎症反应较轻，在缝合角膜口的同时摘出混浊的晶状体。③如角膜创口较大或同时伴有巩膜损伤，局部反应较重者，应先缝合角膜或巩膜创口，待伤眼反应明显减轻或其他并发症基本控制后再行白内障手术为宜。

（3）角膜穿通伤合并晶状体皮质溢出应急诊手术摘除白内障

新鲜角膜伤口或角巩膜缘伤口合并有晶状体前囊膜破裂、皮质溢出时，在清创缝合伤口的同时应予急诊手术摘除。手术中根据前囊破孔大小及部位，采用连续环形撕囊，撕囊直径5～6mm，撕囊后进行超声乳化。若前囊破孔较大，撕囊不连续时，超乳时应降低灌注压，在不增加太大眼内压的情况下进行囊袋内超声乳化，以避免后囊破裂等并发症发生。

（4）钝挫伤无晶体囊膜破裂的可在炎症反应消失后根据视力情况行白内障手术治疗

其发病机制是外力通过房水传至晶状体，或由玻璃体的反作用导致晶状体震荡伤，晶状体代谢发生紊乱，晶状体纤维之间的水分聚积和纤维破坏而使晶状体混浊。此类晶状体混浊发展较慢，患者常于外伤后数周视力才明显下降，因此，可在前房炎症反应彻底消失或趋于稳定之后，再行白内障手术，可获得满意的效果。

（5）后囊破裂伴玻璃体溢出是外伤性白内障的常见并发症之一

外伤性白内障的特殊性之一就是常伴有后囊破裂玻璃体溢出，若处理不好常造成手术失败，还可引起伤口愈合不良、瞳孔变形移位、葡萄膜炎、视网膜病变、角膜病变等并发症。因此，一旦术中发现后囊有破孔且伴玻璃体溢出，需立即停止超乳，必要时扩大切口，娩出晶状体核及皮质，从切口进入前部玻璃体切割头，切除吸出前房内的玻璃体及残余皮质，手术原则是低灌注、低流速、快速切割。

（6）晶状体半脱位应根据悬韧带的断裂范围进行不同手术操作

晶状体半脱位后因失去悬韧带支持晶状体稳定性下降，手术操作困难（图17），以前认为是超乳手术的禁忌证，随着设备的完善和技术的提高，开始尝试用超声乳化摘除脱位的晶状体。为了方便手术操作并防止悬韧带的进一步损伤，术中最好使用囊袋拉钩（图18），水分离应当充分，尽量原位劈核，少转核。合理

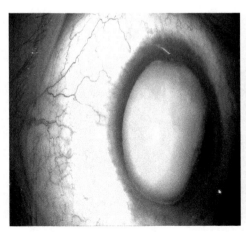

图17　晶状体半脱位（彩图见彩插17）

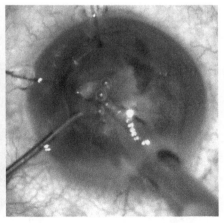

图18　晶状体半脱位病例
（彩图见彩插18）
注：术中应用了囊袋拉钩，以方便手术操作
并防止悬韧带进一步断裂。

使用囊袋张力环，如果悬韧带离断范围小于一个象限，可以植入普通囊袋张力环，超过一个象限可以植入改良的悬吊式囊袋张力环，最后可以在小切口下囊袋内植入人工晶状体。

（7）外伤性白内障合并虹膜根部离断时应当手术复位，虹膜前后粘连时尽可能手术分离，手术操作应轻柔

眼外伤常常合并虹膜损伤，虹膜根部离断范围较大，影响视功能时应当手术缝合复位（图 19，图 20）。由于外伤常损伤虹膜组织，发生葡萄膜炎导致虹膜与晶状体、角膜粘连，给手术带来困难。手术中前房内注入黏弹剂，用虹膜恢复器轻轻分离粘连，不要损伤前囊，使其保持完整，以便于环形撕囊。粘连性角膜白斑的机化物使角膜原伤口与虹膜、晶状体前囊粘连在一起，可用虹膜恢复器和囊膜剪分离、剪除粘连部分，整复瞳孔。若粘连处有新生血管形成，强行分离和剪除会引起前房积血，可停止分离

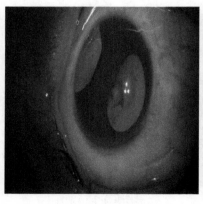 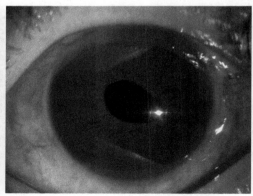

图 19　外伤后虹膜根部离断　　　　图 20　虹膜根部离断缝合术后
（彩图见彩插 19）　　　　　　　　（彩图见彩插 20）

而沿着粘连的边缘尽可能撕去前囊。

30. 先天性白内障的治疗目前临床上存在一定的争议

（1）视力影响明显的先天性白内障应尽早手术摘除

无论什么原因引起的晶状体混浊都可能严重影响儿童视觉发育，婴幼儿视力发展非常迅速，其眼球发育一般分 2 个阶段，3 岁以内为迅速生长期，3 ～ 13 岁为缓慢生长期。若在视力发育敏感期得不到相应的外界视觉刺激，即可能产生不可逆的剥夺性弱视。形觉剥夺导致眼轴增长的机制尚不十分清楚，可能和视觉刺激产生某些促进眼轴增长的因子有关。对于先天性白内障患者手术时机的选择、术后屈光的矫正和弱视治疗，是术后视力恢复的关键。因此，对影响视力明显者应尽早行白内障手术。

（2）超声乳化仪是先天性白内障手术的有效工具

超声乳化手术具有手术切口小、伤口愈合快、手术时间短、对角膜内皮影响小、术后角膜散光小及视力恢复迅速的优点，并且皮质吸取速度快，清除彻底，可有效降低后发性白内障及术后虹膜炎症反应的发生率，已逐渐成为手术的首选。由于婴幼儿白内障的特殊结构，一般情况下，可以只通过自动注吸器即可清除全部晶状体皮质。但婴幼儿白内障种类繁多，其中一部分类型的白内障，需借助超声乳化仪中的自动注吸器和乳化手柄，不单单发挥注吸作用，同时由于其口径较大、抽吸力可实现线性控制，能在良好的灌注条件下保持前房稳定，以及术中可随时采用短时超声乳化术等特点，使得这项技术在婴幼儿白内障手术中占有更重要的地位，已被临床医师广为采用。

（3）几乎所有白内障患儿术后均可发生后发性白内障，后囊切开联合前部玻璃体切除是减少后囊混浊的有效措施，也可以在二期行 YAG 激光后囊切开治疗

后发性白内障的主要机制为术后剩余晶状体表面的上皮细胞化生为成纤维细胞，并移行至后囊，增殖分裂形成纤维膜，Elschnig 珍珠小体分布在后囊表面，它具有收缩性，会引起后囊发生皱缩，体积缩小、混浊。几乎所有白内障患儿术后都有可能发生后发性白内障。由于小儿玻璃体前界膜的反应十分活跃，炎性细胞浸润丰富，易出现渗出性纤维膜，导致视轴区混浊；另外，玻璃体前界膜可被晶状体上皮细胞、色素细胞和炎症细胞当作支架进行增生、移行。因此，仅采用后囊膜中央撕除的方式不能彻底避免视轴区混浊的发生。后囊膜切除联合前段玻璃体切割术在很大程度上降低了后发性白内障的发生，因为前段玻璃体切割术切除了玻璃体的前界膜，前表面内凹，致使晶状体周围的后囊与中心的玻璃体在平面上发生差异，加大晶状体上皮细胞移行的难度，抑制上皮细胞向成纤维细胞的化生，抑制纤维化，后囊视轴区发生混浊的概率大大降低。但是如果术中行前部玻璃体切割，则对玻璃体骚扰较大，术后葡萄膜炎反应较重，可能会发生严重的增殖反应，造成虹膜粘连，甚至形成增殖膜遮挡瞳孔造成

视力再次下降。因此，对于先天性白内障手术中也可以不处理后囊，等到发生后发性白内障时再进行 YAG 激光后囊切开，如果患者不配合可以在基础麻醉下进行。

（4）先天性白内障是否植入 IOL，年龄是必须考虑的因素

先天性白内障超声乳化吸除后是否一期植入 IOL，年龄是必须考虑的因素。关于人工晶状体的植入时机，大多数学者认为，2～3 岁以上儿童眼球大小、屈光状态及解剖均与成人接近，因而对于 2 岁以上儿童可行植入 IOL 以矫正视力。尤其是对单眼患者，应训练弱视眼，使患眼得到充分的视觉刺激，以获得最佳的视功能。目前，对于更小的婴幼儿，绝大部分学者不赞成植入 IOL，主要原因如下：①术后炎症反应强烈，甚至难以控制。②眼轴长度及角膜曲率变化迅速，选择适宜的 IOL 度数很困难，出生后至 2 岁前是眼球发育生长的快相期，特别是在第一年内，生长尤其迅速。因此，2 岁以下婴幼儿的屈光状态极不稳定。若植入 IOL，眼轴及角膜曲率的变化随着年龄的增长可造成屈光不正、屈光参差和明显的影像不等，从而影响弱视的防治和视觉系统的发育。

31. 小瞳孔白内障的手术治疗关键是有效地扩大瞳孔

（1）发生小瞳孔的原因多种多样，不管是何种原因都会给手术带来较大困难

临床上发生小瞳孔的原因有很多种，常见的有以下几种：葡

萄膜炎（图21）、长期使用缩瞳剂治疗青光眼（图22）、糖尿病患者瞳孔扩大不全、老年患者瞳孔开大肌萎缩、术中进行性瞳孔收缩、假性剥脱综合征、特发性等。无论何种原因引起的小瞳孔都会给手术带来较大的困难，医师应当根据患者的眼部条件选择合适的扩大瞳孔的方法，保证手术的顺利完成。

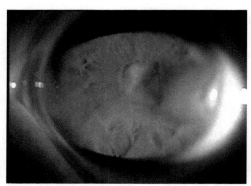 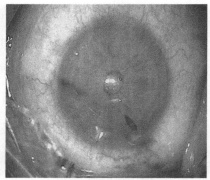

图 21　葡萄膜炎引起的虹膜后粘连　　图 22　　长期使用缩瞳剂治疗青光眼最
　　（彩图见彩插 21）　　　　　　　　终导致小瞳孔（彩图见彩插 22）

（2）扩大瞳孔首先考虑术前药物扩瞳

为保证瞳孔的充分扩大，首先需要的是药物扩瞳。混合制剂如托吡卡胺和去氧肾上腺素的混合制剂，散瞳效果好。术前使用非甾体类抗炎药物，术中能减少瞳孔收缩，适用于手术时间长或慢性血－房水屏障破坏者，但是对于瞳孔粘连明显及虹膜无张力的患者药物扩瞳是无效的。

（3）术中应用黏弹剂是一种简单有效的扩瞳方法

理想的黏弹剂具有高分子量和高透明性，通过推挤的力量使得瞳孔进一步扩大，为超声乳化做好准备。黏弹剂扩瞳是非创伤性的方法，具有简单、快捷、安全、有效的特点，同时，不会损伤破坏瞳孔括约肌。但是，黏弹剂扩瞳也有一定的局限性，针对虹膜后粘连性的瞳孔会有一定程度的扩大作用，对于固定性的小瞳孔作用不明显。

（4）机械牵拉扩张瞳孔要防止拉伤括约肌

前房内注满黏弹剂后，使用两把器械，一把器械将虹膜钩向后，另一把器械将虹膜推向前，按照相反方向牵张瞳孔边缘（图23）。牵张是缓慢进行，防止快速牵拉瞳孔导致严重的括约肌拉伤。操作中，黏弹剂会少量漏出切口，要注意补充黏弹剂以保持足够的操作空间。

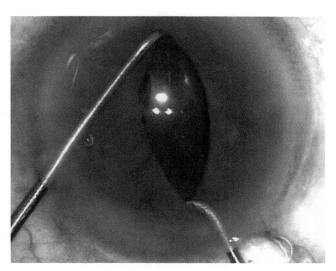

图 23　机械牵拉扩张瞳孔（彩图见彩插 23）

（5）小瞳孔白内障手术选用虹膜拉钩和瞳孔扩张器是非常有效的办法

虹膜拉钩：目前采用较为普遍的扩张小瞳孔的辅助器械（图24）。拉钩是由弹性材料制作的，通过角膜4个周边孔分别钩住小瞳孔的边缘，使之扩大成正方形或长方形，形成较好的手术操作空间。手术时先分别于2点钟、4点钟、8点钟、10钟点位置的透明角膜缘作1mm的前房自闭穿刺孔，前房内注入黏弹剂，使用无齿镊夹住虹膜拉钩，纳入切口，待拉钩钩住瞳孔边缘后调整固定环的位置。使得4个拉钩向四个方向均匀力量拉开，形成较好的手术空间，为撕囊和超声乳化提供条件。

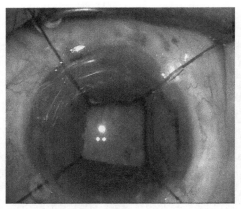

图24　虹膜拉钩扩大瞳孔（彩图见彩插24）

瞳孔扩张器：与虹膜拉钩比较，瞳孔扩张器是一种在小瞳孔条件下可选用的机械扩张瞳孔的方法。瞳孔扩张器可以通过主切口由推注系统注入前房，利用扩张器的弹性作用和对瞳孔缘的保护作用，机械地扩大瞳孔，直到手术结束时将其取出（图 25）。瞳孔扩张器的最大优点就是在整个手术过程中对瞳孔缘起到保护作用，并且瞳孔扩大充分，使得手术顺利进行。笔者比较喜欢使用瞳孔扩张器。

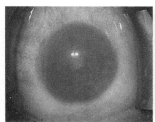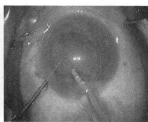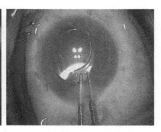

图 25　瞳孔扩张器扩大瞳孔，至手术结束时将其取出（彩图见彩插 25）

（6）虹膜手术也是一种扩大瞳孔的有效方法

近端瞳孔括约肌切开术：把上方瞳孔括约肌从切口拉出，剪除一小段括约肌后，将虹膜复位，术中可以提供较大瞳孔以利于手术进行，术后瞳孔会永久性扩大。

多点虹膜括约肌切开术：多点瞳孔括约肌切开术可以使瞳孔中等扩大，并且不会破坏所有瞳孔括约肌，瞳孔还可以存在一定的对光反射。术中放射状剪开瞳孔领 1/2 ～ 2/3 宽度的瞳孔括约肌，再剪开切口近端的括约肌，增加黏弹剂的剂量，依靠黏弹剂的张力将瞳孔扩大并且止血。

虹膜切开为一种损伤性操作，笔者一般不采用。

屈光性白内障手术需要良好的规划设计

随着白内障超声乳化技术的日臻完善与人工晶状体的不断发展，眼科医师和患者对术后视觉质量要求越来越高，不仅仅要视物清晰，还要视物舒适、持久，白内障手术已经从传统的复明手术发展为屈光性手术。屈光性白内障手术的概念不仅涵盖了精细的手术过程，还包括了不断更新的手术设备、准确完善的术前检查、术后视功能分析、精确的人工晶状体测算及个性化的屈光性人工晶状体的选择。屈光性手术要求精准，眼科医师应当对术前、术中及术后的整个治疗过程进行良好的规划设计。

32. 视力表视力已经不能作为是否进行白内障手术的最重要的标准

在复明白内障手术阶段，患者视力一般较差，在白内障混浊程度较重的情况下才接受白内障手术。但在屈光性白内障手术阶段，排除眼部其他疾病影响的前提下，只要晶状体混浊影响患者视觉质量即可手术。对于屈光不正的患者，尤其是高度近视并发白内障的患者，可以行屈光性白内障手术联合人工晶状体植入，从而解决白内障和屈光不正的双重问题。对于视力尚好但视觉干扰和主观症状明显的部分早期白内障患者，经过全面的术前评估，可以实施屈光性白内障手术并有望获得良好的术后效果。对比敏感度是在视角和对比度结合的基础上测定人眼对不同空间频率的图形分辨能力；眩光敏感度是检测杂射光在眼内光散射引起对比敏感度下降效应。对比敏感度较传统的视力表视力能提供更多的信息，可早期、灵敏、全面地反映视功能。

近年来，一种基于双通道技术的客观视觉质量测量方法受到广泛关注。该方法通过记录和分析点光源经视网膜反射，两次通过眼屈光介质后的视网膜像，进而量化眼内散射和光学像差对人眼的综合影响，直接测量并获得客观视觉质量相关参数，如客观散射指数（objective scatter index，OSI）及MTF，该测量方法具有客观、快速、重复性好等特点。患者裸眼或矫正视力尚好，但有视觉不适症状，术前视觉检查分析仪检查对比敏感度、MTF或散射指数异常，提示晶状体轻度混浊已经影响患者的视觉质量。这种情况下如果患者有治疗需求，在医院技术达到的前提下可以进行手术治疗。

另外，还要根据患者个人实际情况个性化考虑进行双眼平衡的设计，主导眼应设计较好的远视力。例如，主导眼已经植入单焦点人工晶状体，非主导眼可以植入多焦点人工晶状体来帮助看近。不同近附加的多焦点人工晶状体可以混搭使用，注意要将较低近附加的人工晶状体植入到主导眼。

33. 角膜形态学检查是开展屈光性白内障手术的基本要求，可以为个性化选择屈光性人工晶状体提供详实的依据

（1）角膜曲率检查

目前几种角膜曲率测量工具有手动角膜曲率计及自动角膜曲率仪（Master、Pentacam、Lenstar 等）。

手动角膜曲率计测量的是角膜前表面中央 3mm 直径区域内相互垂直方向上的角膜曲率半径及屈光力。该仪器操作简单、价格低廉，对规则角膜具有很高的准确性和可重复性，是临床上测量角膜曲率的重要方法。但它测量范围小，仅能测量角膜中央 3mm 内的区域。

目前临床应用 IOL-Master 较为广泛，既可以测量角膜曲率、前房深度，又能计算人工晶状体度数。Lenstar 是一种基于光学低相干反射原理的新型生物测量仪，其测量结果与 Master 的一致性好。Pentacam 与 Master 对角膜曲率测量的原理不同，它是利用了旋转 Scheimpflug 照相机从不同角度对眼前节进行拍照，然后根据计算机分析结果分析角膜前、后表面形态。临床上还要注意泪膜的稳定性对角膜曲率的影响。

（2）散光检查

散光主要由角膜散光和晶状体散光两部分组成，散光不仅

影响裸眼视力，还会引起复视、视疲劳等不适，白内障患者术前存在不同程度的角膜散光，据调查 15% ～ 29% 的患者术前存在 ≥ 1.5D 的角膜散光，而白内障术后去除了晶状体散光的影响，术后散光的组成变为手术源性散光与原有的角膜散光的综合结果，因此，矫正原有的角膜散光对白内障术后视觉质量的提高起着重要作用。

传统的角膜散光矫正方法有镜片矫正、角膜屈光手术等，白内障患者行白内障摘除术时，主切口做于陡峭轴也可矫正部分散光。近年来，Toric 人工晶状体的应用为白内障合并规则散光提供了一种较强预测性的矫正方式。当全角膜规则散光 ≥ 0.75D 即可考虑 Toric IOL 植入。部分患者角膜后表面散光和轴向与前表面不同，为了精确矫正角膜散光，Toric 人工晶状体的植入应考虑全角膜散光。目前，检测全角膜散光的仪器主要有 Pentacam 眼前节全景仪、伽利略双通道眼前节分析仪等。

（3）波前像差

波前像差的主要来源为角膜与晶状体，角膜具有正球面像差，且变化相对较少，透明晶状体的球面像差是负性的，可以弥补角膜的正球面像差。不同 IOL 的材料、形状、边缘、调位孔设计及偏心等均对白内障患者术后波前像差产生影响。本人认为，选择非球面人工晶状体要和角膜球差相匹配。

另外，角膜屈光手术后白内障应注意球差的改变，一般而言，近视角膜屈光手术后角膜正球差可能进一步增大，而角膜老视屈光手术后角膜可能出现负性球差。

34. 尽可能减少测量误差

目前，尚无任何一种测量方法能完全避免测量时的误差，我们要做的除了临床医师的经验外，还要做到一种检查重复进行，多种设备互相对比，对各种检查误差及时修正、反馈和改进。

为减少测量误差以下几点也应当考虑：测量由经过规范培训的检查人员操作，注意比较双眼的眼轴与曲率，眼轴相差 0.3mm 以上时需复测，平均曲率相差 1.0D 以上时需要复测，除此之外，比较双眼人工晶状体度数，若相差 1.0D 以上时需要进一步核实。

35. 根据眼轴选择合适的人工晶状体计算公式

人工晶状体的计算公式目前常用的有：第三代理论公式（SRK/T 公式、Holladay Ⅰ 公式、HofferQ 公式）及第四代理论公式（Haigis 公式、Holladay Ⅱ公式）。Haigis 公式对三个常数均进行了统计学的优化，使得人工晶体度数的计算更加精确。Holladay Ⅱ公式通过测量水平角膜直径、晶状体厚度、术前屈光状态等数据对 ACD 值进行个性化的校准，并应用相对应的计算机软件进行计算，但由于其需要付费，因此，临床普及率较低。

临床上应该根据患者眼轴长度选择相应公式，眼轴长度 < 22.0mm 可 以 选 择 HofferQ、Haigis 及 Holladay Ⅱ 公式，

22.0 ～ 24.5mm 所有公式都可以选择，24.5 ～ 26mm 可以选择 SRK/T、Holladay、Haigis 公式，而对于眼轴长度＞ 26mm 的患者最好选择 SRK/T 公式。目前，还有最新的公式包括 Barret、Olson 以及基于大数据分析的 RBF 公式，这些最新的公式准确性也是比较高的。各个公式的常数优化后结果会更准确，每位临床医师、每种人工晶状体均可单独优化，收集尽可能多的例数进行优化，再根据需要将优化后的新常数应用到计算中去。

36. 近年来出现许多以功能扩展为特点的屈光性人工晶状体，医师应当合理选择屈光性人工晶状体

（1）非球面人工晶状体

与透明晶状体相比，人工晶状体眼总波前像差、分阶波前像差均明显增高，可合理解释人工晶状体眼出现眩光、暗视力差、视物变色等问题。

目前应用于临床的非球面型人工晶状体经过改良，使人工晶状体周边部的曲线变得平缓，周边部屈光率降低，弥补了随年龄增长整个眼球的像差增加，可提高暗视力和对比敏感度，为白内障术后患者提供优良的视觉质量。

（2）Toric 人工晶状体

Toric 人工晶状体是在人工晶状体原有屈光力的基础上附加一正柱镜，在植入时柱镜的轴位与角膜屈光力最大的子午线重合，以此来中和角膜最大子午线上的屈光力。Toric 人工晶状体

矫正散光范围广，手术预测性强，术后效果好且稳定，是目前为止最精确的治疗白内障合并角膜规则散光的方法。Toric 人工晶状体植入术的适应证为规则性角膜散光 ≥ 0.75D，并有远视力脱镜意愿的白内障患者，另外，翼状胬肉切除术后患者需观察 1 个月以上，待角膜曲率稳定后再进行选择。禁忌证为角膜不规则散光，如角膜瘢痕、角膜变性、圆锥角膜等。

存在以下情况的患者需谨慎选择使用 Toric 人工晶状体：①伴有可能影响晶状体囊袋稳定性眼病者，例如晶状体悬韧带松弛或离断、假性剥脱综合征等；②瞳孔散大不充分或者有虹膜松弛综合征的白内障患者，在术中可能会影响人工晶状体的准确定位；③各种原因导致的晶状体囊袋比较大时，晶状体发生旋转的风险增加，影响散光矫正效果。

在植入散光矫正型人工晶状体手术之前角膜散光的确定至关重要，检查角膜散光可以使用角膜曲率计（手动或自动）、光学测量（例如光学相干生物测量仪 IOLmaster、Lenstar 等）和角膜地形图（Orbscan、Pentacam 等）。

检查者最好经过培训并尽量固定检查人员，可以重复测量或结合多种检查设备的数据综合分析，尽量减少测量误差。使用角膜总散光度数计算人工晶状体度数，对术后残留散光度数的预测会更为准确，要考虑术源性散光的影响，由于每位术者的操作各有差异。

因此，最好是能够累积 20 例以上患者手术前后的角膜曲率数据进行专门的评估计算，得到个性化的术源性散光数值。医师可以根据 Toric 人工晶状体厂家提供的计算器进行术后残余散光的测算。

目前，还有最新的 Barrett 计算器可以使用，有报道认为其预测性较好。术后残余散光的预留原则上是顺轨散光要适当欠矫，逆轨散光足矫，尽量不选择过矫。但是，Toric 人工晶状体在临床应用实际中依然存在一些难点，其中，旋转是影响人工晶状体治疗效果的主要因素，研究表明，如果术中轴向有 10°的误差，矫正散光效果会降低 33%，旋转角度＞ 30°则完全失去矫正散光的效果且能增大术后的散光。

（3）多焦点人工晶状体

传统的人工晶状体只有一个焦点，人工晶体植入后可迅速恢复视力接近正常，但由于焦点固定不变，难以获得远、中、近全程视力，为满足患者不同的距离要求，使患者术后视力达到更完美的效果，多焦点人工晶状体应运而生，且逐渐在临床上获得广泛应用。

多焦点人工晶状体利用折射或衍射的原理使光线分配至不同的焦点，使远、近的物体均于视网膜上清晰成像。例如，附加度数 +4.0D 的多焦点人工晶状体以读书读报等近距离需求为主，兼顾远视力的人群；附加度数为 +3.0D 的多焦点人工晶状体以远中距离需求为主，但是需要兼顾看近距离的人群，近视力较 +2.5D 好；附加度数 +2.5D 的多焦点人工晶状体适用于以中远距离视力需求为主的人群，近视力较差。

37. 屈光性白内障手术需要更加完美的手术技术

屈光性白内障手术需要更加完美的手术技术，包括熟练的超声乳化技术，而基于新设备衍生的新技术的应用使手术锦上添花，飞秒辅助技术就是其中之一。它比传统的手动操作更加稳定、制作的切口更加光滑、密闭性更佳。撕囊可预测性强，术后人工晶状体位置居中，能够获得良好的有效晶状体位置，从而使屈光性人工晶状体作用获得最大的发挥。另外，飞秒激光劈核后超声乳化能量下降 54%，内皮细胞丢失减少 60%，术中术后的风险降至最低。

38. 屈光性白内障手术将成为主流

白内障手术已经进入精准屈光性手术时代。在改良人工晶状体设计、完善白内障手术技术的同时，白内障医师应当进行深入的医患沟通，在术前详细了解患者的工作生活习惯及心理状态，指引患者明确自己的用眼需求，为患者分析术前检查结果与用眼需求相结合，给出最合理的治疗方案，指导患者正确地选择手术方案及最合适的人工晶状体，获得安全、高效和高质量的治疗目标。

白内障手术必将持续发展，手术仪器会越来越先进，手术切口会越来越小，而人工晶状体的功能则会完全超越人们的预期。

白内障手术发展历经多个阶段，手术技术的改进，切口的缩小提高了手术的精细程度，减少了手术并发症的发生，为屈光性白内障手术提供了保障。我国白内障手术患者的年龄逐渐下降，同时患者对术后视觉质量的要求逐渐提高。

如何提高术后裸眼视力，降低患者对框架眼镜的依赖，矫正术前即存在的屈光不正一直是眼科医师关注的问题。从最大限度恢复（重建）视功能目标出发，白内障手术发展趋势集中在"屈光性白内障手术"这个热点上。屈光性白内障手术的含义，是在基本白内障手术技术基础上引入屈光矫正概念，使得白内障手术不仅可以恢复基本视力，而且还可以重建视功能。

功能性 IOL 的发展契合目前屈光性白内障手术致力于实现 IOL 眼术后调节、消除球差和最小化切口尺寸的发展趋势，其材料和设计日趋多样，目标为使患者术后取得理想的功能状态。

人工晶状体技术虽然相当成熟和完美，但从视功能重建的目标出发，还面临严峻挑战。其中最引起人们兴趣的就是所谓"仿真人工晶状体"的研制。仿真人工晶状体，顾名思义，应该同自然晶状体相仿，除了满足一般光学要求外，可以基本实现调节。目前，有关调节型人工晶状体应进行许多有益的探索。理想的仿真人工晶状体，可能与现在临床应用的经典人工晶状体大相径庭，不仅在光学上有极佳表现，而且在形状、弹性等方面与自然晶状体也极其相似。配合这种类型人工晶状体的应用，可能会对传统白内障手术理念、方式产生根本性颠覆，形成全新概念的手术模式。

在不久的将来，更新的材料及预装式推注装置使 IOL 可以通过微小的切口被植入。每一片 IOL 都可以矫正术前已存在的所有类型的屈光不正和高阶像差。在先进技术的辅助下，术者在手术结束时可以确信已经为患者植入了最理想的 IOL。而对于大批有屈光手术史的患者，IOL 的度数精确性问题也会得到解决。即使不慎导致残留性屈光不正，术后也可以对 IOI 度数进行调整。将电子技术整合到 IOL 设计中，还可能使晶状体达到看远距离时如望远镜、看近距离时如放大镜的效果。

此外，未来的 IOL 将包含药物以使其自身具有抗炎、抗感染、降眼内压及抑制晶状体后囊膜混浊的能力。人工晶状体整合药物缓释系统，眼内用药将会促进一系列用于治疗青光眼和其他疾病的眼内药物缓释系统的研发。

IOL 还将为眼部疾病的治疗提供一种新的手段，如为年龄相关性黄斑变性的患者提供更好的视觉系统，在解决严重视觉障碍的同时，不影响其周边视力。

此外，还可以在 IOL 设计中整合压力传感装置，对青光眼患者的眼压进行持续监控。IOL 甚至还可以监测糖尿病患者的血糖、肾衰竭患者的肌酐和尿素氮等化学指标。

白内障医师应当有"全眼球"的概念

白内障为我国首位致盲性眼病，近年来，我国的防盲治盲工作成效显著。以往我国 CSR 一直较低，与此同时，我国白内障手术量近年来持续增加，白内障盲积存数不断减少。随着现代医疗科技的不断进步，白内障手术技巧、器械、仪器设备等方面均取得了快速发展，与此同时，白内障的治疗理念也发生了巨大变化，即不仅要求将混浊的晶状体摘除，使患者看得见，更要求最大程度重建患者眼的正常屈光状态，提高人工晶状体眼的光学质量，追求最佳视觉舒适度，从而使白内障手术结果达到相对完美。

在新技术不断涌现、传统观念不断更新的今天，我们更应充分重视白内障手术的疗效，全面推动"屈光性白内障手术（RCS）"这一新理念的发展。近年来，我国白内障手术总体水平正在不断发展与进步，与国际先进水平逐步接轨，可代表当今眼科领域的最先进技术，而且已经为进一步开展屈光性白内障手术创造了一些有利的条件。屈光性白内障手术要求白内障医师心中要有着"全眼球"的概念。不光只做白内障的"复明医师"，还要是全生命周期中全视力的"规划师"。在继续推进我国防盲治盲工作的同时，应大力发展适合中国国情的屈光性白内障手术。作为白内障手术医师应用屈光手术的标准来对待白内障手术，从而把视光学和现代白内障手术完美地结合在一起，使患者术后获得更为理想的屈光状态及视觉质量。

重视术前 IOL 屈光力计算的准确性是保证术后 IOL 眼获得良好屈光状态及视功能的关键。屈光力计算公式的改进、眼球参数检测仪器的综合选择十分重要，同时应重视屈光性白内障术后 IOL 眼目标屈光状态的设定，关注白内障术后功能性视力。近年来，随着手术技术的进步和患者要求的提高，屈光性白内障手术较传统白内障手术理念更强调患者的功能性视觉。对白内障手术前后的客观评价除视力外，还扩展到对比敏感度、眩光敏感度、深度觉、色觉、适应能力、双眼视觉及波前像差等一系列参数，应重视患者随访过程中对功能性视觉的检测。基本目标为良好的屈光状态，无显著屈光误差，良好的全程视力，降低像差的影响，明暗条件下均具有良好的对比敏感度。另一方面，白内障术后患者有重新适应的过程，且患者术后屈光效果和患者主观体验密切相关，对于出现的畏光、眩光及眼前黑影增加等视觉情况，均应向患者进行详细解释并引导其逐渐适应这些改变，同时，应重视患者心理因素和个性化需求，其是影响白内障术后屈光效果中经常被忽略但十分重要的因素。白内障医师应当加强术前医患之间的沟通，控制合理的患者预期，做到充分的知情同意。同时，关注 IOL 眼伴随的眼底改变，如黄斑变性、糖尿病视网膜病变及高度近视眼底改变等，术前可能因白内障难以诊断，从而不同程度影响患者的视觉质量。白内障超声乳化手术可造成部分术眼在术后出现干涩、异物感、烧灼和视物模糊等症状，泪膜破裂时间缩短，基础泪液分泌减少等干眼症状加重的情况。超声乳化手术对眼表产生暂时性的影响，随着时间的推移，症状可以逐渐改善或者恢复。

为了减少患者术后的不适，可以采取预防适当措施：①完善术前筛查，排除干眼症前期患者。②精细操作，减少对眼表的损伤。③控制能量的使用，缩短手术时间。④合理使用表面麻醉药物。⑤术后可以给予人工泪液，改善干眼症状。

总之，白内障手术医师要有"全球化"的概念，利用目前的先进技术手段，使白内障手术真正成为个体化手术，让患者获得完美的视觉质量。

参考文献

1. 赵家良. 眼视光公共卫生学. 北京：人民卫生出版社，2004.

2. Resnikoff S，Pascolini D，Mariotti SP，et al. Global magnitude of visual impairment caused by uncorrected refractive errors in 2004. Bull World Health Organ，2008，86（1）：63-70.

3. Ono K, Hiratsuka Y, Murakami A. Global inequality in eye health: country-level analysis from the Global Burden of Disease Study. Am J Public Health, 2010, 100 (9): 1784-1788.

4. Bongaarts J. Human population growth and the demographic transition. Philos Trans R Soc Lond B Biol Sci, 2009, 364 (25): 2985-2990.

5. 刘冬梅, 刘正峰, 毕宏生, 等. 飞秒激光辅助的白内障手术研究进展. 眼科新进展, 2015, 35 (3): 290-292.

6. Kamal AM, Hanafy M, Ehsan A, et al. Ultrasound biomicroscopy comparison of ab interno and ab externo scleral fixation of posterior chamber intraocular lenses. J Cataract Refract Surg, 2009, 35 (5): 881-884.

7. Mura JJ, Pavlin CJ, Condon GP, et al. Ultrasound biomicroscopic analysis of iris-sutured foldable posterior chamber intraocular lenses. Am J Ophthalmol, 2010, 149 (2): 245-252.

8. Santhiago MR, Netto MV, Barreto J, et al. Wavefront analysis, contrast sensitivity, and depth of focus after cataract surgery with aspherical intraocular lens implantation. Am J Ophthalmol, 2010, 149 (3): 383-389.

9. Nochez Y, Favard A, Majzoub S, et al. Measurement of corneal aberrations for customisation of intraocular lens asphericity: impact on quality of vision after micro-incision cataract surgery. Br J Ophthalmol, 2010, 94 (4): 440-444.

10. Ruiz-Mesa R, Carrasco-Sanchez D, Diaz-Alvarez SB, et al. Refractive lens exchange with foldable toric intraocular lens. Am J Ophthalmol, 2009, 147 (6): 990-996.

11. Leyland M, Zinicola E. Multifocal versus monofocal intraocular lenses in cataract surgery: a systematic review. Ophthalmology, 2003, 110: 1789-1798.

12. Woodward MA, Randleman JB, Stulting RD. Dissatisfaction after multifocal intraocular lens implantation. J Cataract Refract Surg, 2009, 35 (6): 992-997.

13. Cochener B, Concerto G. Clinical outcomes of a new extended range of vision intraocular lens: International Multicenter Concerto Study. J Cataract Refract Surg, 2016, 42 (9): 1268-1275.

14. Kaymak H, Hohn F, Breyer DR, et al. Functional results 3 months after implantation of an extended range of vision intraocular lens. Klin Monbl Augenheilkd, 2016, 233 (8): 923-927.

15. Cochener B, Vryghem J, Rozot P, et al. Clinical outcomes with a trifocal intraocular lens: a multicenter study. J Refract Surg, 2014, 30 (11): 762-768.

16. Lesieur G. Outcomes after implantation of a trifocal diffractive IOL. J Fr Ophtalmol, 2012, 35 (5): 338-342.

17. Kretz FT, Attia MA, Linz K, et al. Level of binocular seudoaccommodation in patients implanted with an apodised, diffractive and trifocal multifocal intraocular lens. Klin Monbl Augenheilkd, 2015, 232 (8): 947-952.

18. 何守志. 晶状体病学. 北京: 人民卫生出版社, 2004.

19. Tufan HA, Gencer B, Kara S, et al. Alterations in iris structure and pupil size related to alpha-1 adrenergic receptor antagonists use: implications for floppy iris syndrome. J Ocular Pharmacol Ther, 2013, 29 (4): 410-413.

20. Koch DD, Ali SF, Weikert MP, et al. Contribution of posterior corneal

astigmatism to total corneal astigmatism. J Cataract Refract Surg, 2012, 38 (12): 2080-2087.

21. Soda M, Yaguchi S. Effect of decentration on the optical performance in multifocal intraocular lenses. Ophthalmologica, 2012, 227 (4): 197-204.

22. Visser N, Berendschot TT, Verbakel F, et al. Comparability and repeatability of corneal astigmatism measurements using different measurement technologies. J Cataract Refract Surg, 2012, 38 (10): 1764-1770.

23. Lundstrom M, Wejde G, Stenevi U, et al. Endophthalmitis after cataract surgery: a nationwide prospective study evaluating incidence in relation to incision type and location. Ophthalmology, 2007, 114 (5): 866-870.

24. Hatch WV, Cernat G, Wong D, et al. Risk factors for acute endophthalmitis after cataract surgery: a population-based study. Ophthalmology, 2009, 116 (3): 425-430.

25. Carrim ZI, Mackie G, Gallacher G, et al. The efficacy of 5% povidone-iodine for 3 minutes prior to cataract surgery. Eur J Ophthalmol, 2009, 19 (4): 560-564.

26. Delyfer MN, Rougier MB, Leoni S, et al. Ocular toxicity after intracameral injection of very high doses of cefuroxime during cataract surgery. J Cataract Refract Surg, 2011, 37 (2): 271-278.

27. Kernt M, Kampik A. Endophthalmitis: pathogenesis, clinical presentation, management, and perspectives. Clin Ophthalmol, 2010, 4: 121-135.

28. Bodnar Z, Clouser S, Mamalis N. Toxic anterior segment syndrome: Update on the most common causes. J Cataract Refract Surg, 2012, 38 (11): 1902-1910.

29. Suzuki T, Ohashi Y, Oshika T, et al. Outbreak of late-onset toxic anterior segment syndrome after implantation of one-piece intraocular lenses. Am J Ophthalmol, 2015, 159 (5): 934-939.

30. Miyake G, Ota I, Miyake K, et al. Late-onset toxic anterior segment syndrome. J Cataract Refract Surg, 2015, 41 (3): 666-669.

31. Nizamani NB, Bhutto IA, Talpur KI. Cluster of Urrets-Zavalia syndrome: a sequel of toxic anterior segment syndrome. Br J Ophthalmol, 2013, 97 (8): 976-979.

32. Ari S, Caca I, Sahin A, et al. Toxic anterior segment syndrome subsequent to pediatric cataract surgery. Cutan Ocul Toxicol, 2012, 31 (1): 53-57.

33. Faure C, Perreira D, Audo I. Retinal toxicity after intracameral use of a standard dose of cefuroxime during cataract surgery. Doc Ophthalmol, 2015, 130 (1): 57-63.

34. Olavi P. Ocular toxicity in cataract surgery because of inaccurate preparation and erroneous use of 50mg/ml intracameral cefuroxime. Acta Ophthalmol, 2012, 90 (2): e153-e154.

35. Cakir B, Celik E, Aksoy NO, et al. Toxic anterior segment syndrome after uncomplicated cataract surgery possibly associated with intracamaral use of cefuroxime. Clin Ophthalmol, 2015, 9: 493-497.

36. Sengupta S, Chang DF, Gandhi R, et al. Incidence and long-term outcomes of toxic anterior segment syndrome at Aravind Eye Hospital. J Cataract Refract Surg, 2011, 37 (9): 1673-1678.

37. Greenberg PB, Tseng VL, Wu WC, et al. Prevalence and predictors of

ocular complications associated with cataract surgery in United States veterans. Ophthalmology, 2011, 118 (3)：507-514.

38. Chu CJ, Johnston RL, Buscombe C, et al. Risk factors and incidence of macular edema after cataract surgery：a database study of 81984 eyes. Ophthalmology, 2016, 123 (2)：316-323.

39. Wielders LH, Lambermont VA, Schouten JS, et al. Prevention of cystoid macular edema after cataract surgery in nondiabetic and diabetic patients：a systematic review and meta-Analysis. Am J Ophthalmol, 2015, 160 (5)：968-981.

40. Kim SJ, Schoenberger SD, Thorne JE, et al. Topical nonsteroidal anti-inflammatory drugs and cataract surgery：a report by the American Academy of Ophthalmology. Ophthalmology, 2015, 122 (11)：2159-2168.

41. Yilmaz T, Cordero-Coma M, Gallagher MJ. Ketorolac therapy for the prevention of acute pseudophakic cystoid macular edema：a systematic review. Eye (Lond), 2012, 26 (2)：252-258.

42. Quintana NE, Allocco AR, Ponce JA, et al. Non steroidal anti-inflammatory drugs in the prevention of cystoid macular edema after uneventful cataract surgery. Clin Ophthalmol, 2014, 8：1209-1212.

43. Guo S, Patel S, Baumrind B, et al. Management of pseudophakic cystoid macular edema. Surv Ophthalmol, 2015, 60 (2)：123-137.

44. Udaondo P, Garcia-Pous M, Garcia-Delpech S, et al. Prophylaxis of macular edema with intravitreal ranibizumab in patients with diabetic retinopathy after cataract surgery：a pilot study. J Ophthalmol, 2011, 2011：159436.

中国医学临床百家

45. 姚克. 微小切口白内障手术学. 北京：科学技术出版社，2012.

46. Pan AP，Wang QM，Huang F，et al. Correlation among lens opacities classification system Ⅲ grading，visual function index-14，pentacam nucleus staging，and objective scatter index for cataract assessment. Am J Ophthalmol，2015，159（2）：241-247.

47. Amesbury EC，Grossberg AL，Hong DM，et al. Functional visual outcomes of cataract surgery in patients with 20/20 or better preoperative visual acuity. J Cataract Refract Surg，2009，35（9）：1505-1508.

48. 毕宏生，马晓华. 完善白内障手术前后视功能评价. 眼科，2006，15（1）：13-15.

49. Shammas HJ，Hoffer KJ. Repeatability and reproducibility of biometry and keratometry measurements using a noncontact optical low-coherence reflectometer and keratometer. Am J Ophthalmol，2012，153（1）：55-61.

50. Toto L，Vecchiarino L，D'Ugo E，et al. Astigmatism correction with toric IOL：analysis of visual performance，position，and wavefront error. J Refract Surg，2013，29（7）：476-483.

51. Visser N，Bauer NJ，Nuijts RM. Toric intraocular lenses：historical overview，patient selection，IOL calculation，surgical techniques，clinical outcomes，and complications. J Cataract Refract Surg，2013，39（4）：624-637.

52. Vilaseca M，Romero MJ，Arjona M，et al. Grading nuclear，cortical and posterior subcapsular cataracts using an objective scatter index measured with a double-pass system. Br J Ophthalmol，2012，96（9）：1204-1210.

53. 刘冬梅，毕宏生，蔡婉婷，等 . 2.2mm 微切口超声乳化术中置入瞳孔扩张器治疗小瞳孔白内障 . 中华眼视光学与视觉科学杂志，2014，16（8）：475-477.

54. Yu AY，Lu T，Pan AP，et al. Assessment of tear film optical quality dynamics. Invest Ophthalmol Vis Sci，2016，57（8）：3821-3827.

55. Soosan Jacob MFD，Ashok Kumar MAA，Agarwal MFF. Angle kappa may play important role in success of multifocal IOLs. Ocular Surgery News，2011：18.

56. Moshirfar M，Hoggan R N，Muthappan V. Angle Kappa and its importance in refractive surgery. Oman J Ophthalmol，2013，6（3）：151-158.

57. Xu CC，Xue T，Wang QM，et al. Repeatability and reproducibility of a double-pass optical quality analysis device. PLoS One，2015，10（2）：e0117587.

58. 杨文利，王宁利 . 眼超声诊断学 . 北京：科学技术文献出版社，2006.

59. Tsang CSL，Chong GSL，Yiu EPF，et al. Intraocular lens powercalculation formulas in Chinese eyes with high axial myopia. JCataract Refract Surg, 2003, 29（7）：1358-1364.

60. 毕宏生，刘冬梅，蔡婉婷，等 . 非球面人工晶状体植入术后视觉质量评价 . 眼科新进展，2008，28（1）：43-45.

61. 中华医学会眼科学分会白内障与人工晶状体学组 . 我国散光矫正型人工晶状体临床应用专家共识（2017 年）. 中华眼科杂志，2017，53（1）：7-10.

62. Abulafia A，Barrett GD，Kleinmann G，et al. Prediction of refractive outcome with toric intraocular lens implants. J Cataract Refract Surg，2015，41（5）：936-944.

63. 刘冬梅，毕宏生，蔡婉婷，等 . Toric 人工晶状体矫正散光的临床效果评价 . 眼科研究，2010，28（6）：575-576.

64. Maxwell WA，Cionni RJ，Lehmann RP，et al. Functional out-comes after bilateral implantation o f apodized diffractive as-phericacrylic intrao cular lenses with a + 3.0 or + 4.0 diopter addition power Randomized multicenter clinical study．JCataract Refract Surg，2009，35（12）：2054-2061．

65. Kolmen T，Nuijts R，Levy P，et al. Visual function after bilateral implantation of apodized diffractive aspheric multifocal intraocular lenses with a + 3.0 D addition．J Catar act Refr act Surg，2009，35（12）：2062-2069.

66. Kranitz K，Mihaltz K，Sandor GL，et al. Intraocular lens tilt and decentration measured by Scheimpflug camera following manual or femtosecond laser-created continuous circular capsulotomy. J Refract Surg，2012，28（4）：259-263.

67. Nagy ZZ，Kranitz K，Takacs AI，et al. Comparison of intraocular lens decentration parameters after femtosecond and manual capsulotomies. J Refract Surg，2011，27（8）：564-569.

68. Kranitz K，Takacs A，Mihaltz K，et al.Femtosecond laser capsulotomy and manual continuous curvilinear capsulorrhexis parameters and their effects on intraocular lens centration. J Refract Surg，2011，27（8）：558-563.

69. Yu AY，Ni LY，Wang QM，et al. Preliminary clinical investigation of cataract surgery with a noncontact femtosecond laser system. Lasers Surg Med，2015，47（9）：698-703.

70. Abell RG，Kerr NM，Vote BJ.Toward zero effective phacoemulsification time using femtosecond laser pretreatment. Ophthalmology，2013，120（5）：942-948.

出版者后记
Postscript

　　科学技术文献出版社自 1973 年成立即开始出版医学图书，40 余年来，医学图书的内容和出版形式都发生了很大变化，这些无一不与医学的发展和进步相关。《中国医学临床百家》从 2016 年策划至今，感谢 600 余位权威专家对每本书、每个细节的精雕细琢，现已出版作品近百种。2018 年，丛书全面展开学科总主编制，由各个学科权威专家指导本学科相关出版工作，我们以饱满的热情迎来了《中国医学临床百家》丛书各个分卷的诞生，也期待着《中国医学临床百家》丛书的出版工作更加科学与规范。

　　近几年，中国的临床医学有了很大的发展，在国际医学领域也开始崭露头角。以北京天坛医院牵头的 CHANCE 研究成果改写美国脑血管病二级预防指南为标志，中国一批临床专家的科研成果正在走向世界。但是，这些权威临床专家的科研成果多数首先发表在国外期刊上，之后才在国内期刊、会议中展现。如果出版专著，又为多人合著，专家个人的观点和成果精华被稀释。为改变这种零落的展现方式，作为科技部所属的唯一一家出版机构，我们有责任为中国的临床医生提供一个系统展示临床研究成果的舞台。为此，我们策划出版了这套高端医学专著——《中国医学临床百家》丛书。

中国医学临床百家

"百家"既指临床各学科的权威专家，也取百家争鸣之义。

丛书中每一本书阐述一种疾病的最新研究成果及专家观点，按年度持续出版，强调医学知识的权威性和时效性，以期细致、连续、全面展示我国临床医学的发展历程。与其他医学专著相比，本丛书具有出版周期短、持续性强、主题突出、内容精练、阅读体验佳等特点。在图书出版的同时，同步通过万方数据库等互联网平台进入全国的医院，让各级临床医师和医学科研人员通过数据库检索到专家观点，并能迅速在临床实践中得以应用。

在与作者沟通过程中，他们对丛书出版的高度认可给了我们坚定的信心。北京协和医院邱贵兴院士说"这个项目是出版界的创新……项目持续开展下去，对促进中国临床学科的发展能起到很大作用"。中国人民解放军第二军医大学孙颖浩校长表示"我鼓励我国的泌尿外科医生把自己的创新成果和宝贵的经验传播给国内同行，我期待本丛书的出版"；北京大学第一医院霍勇教授认为"百家丛书很有意义"。我们感谢这么多临床专家积极参与本丛书的写作，他们在深夜里的奋笔，感动着我们，鼓舞着我们，这是对本丛书的巨大支持，也是对我们出版工作的肯定，我们由衷地感谢作者的支持与付出！

在传统媒体与新兴媒体相融合的今天，打造好这套在互联网时代出版与传播的高端医学专著，为临床科研成果的快速转化服务，为中国临床医学的创新及临床医师诊疗水平的提升服务，我们一直在努力！

科学技术文献出版社

2018 年春

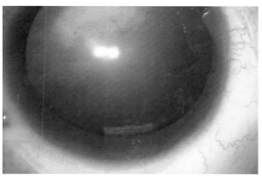

彩插 1　透明角膜隧道切口
（见正文 P016）

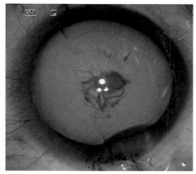

彩插 2　中央连续环形撕囊
（见正文 P017）

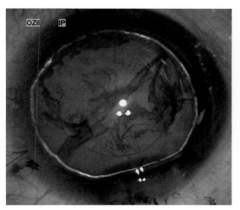

彩插 3　水分离形成的"金环"
（见正文 P017）

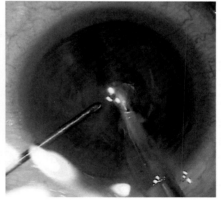

彩插 4　晶状体核被"一分为二"
（见正文 P018）

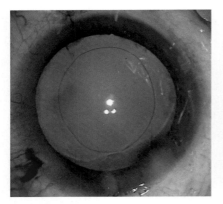

彩插 5　囊袋内的晶状体皮质被彻底清
除（见正文 P018）

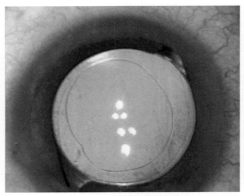

彩插 6　人工晶状体植入囊袋内
（见正文 P019）

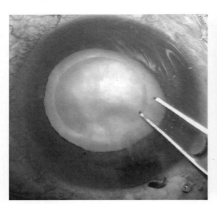

彩插 7　飞秒激光辅助的前囊膜切开
形成的前囊膜开口体现出良好的可预
测性和可重复性（见正文 P021）

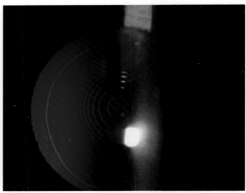

彩插 8　良好的撕囊提供了良好的有效人工晶
状体位置（见正文 P021）

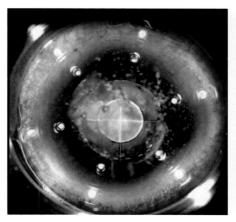

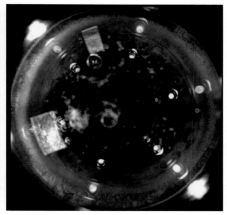

彩插 9　飞秒激光预劈核减少了有效超声乳化时间，提高了手术效率和安全性（见正文 P022）

彩插 10　飞秒激光制作的切口比传统的手动操作更加稳定、更加光滑、密闭性更佳（见正文 P023）

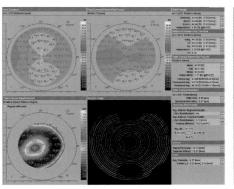

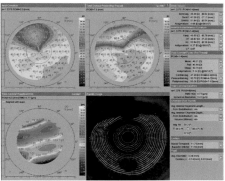

彩插 11　角膜规则散光（见正文 P030）

彩插 12　角膜不规则散光（见正文 P030）

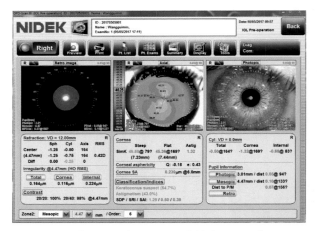

彩插 13　术前 Kappa 角和 Alpha 的检查（见正文 P032）

注：LDist：阿尔法角；PDist：白天 Kappa 角；MDist：夜间 Kappa 角；MPDist：日夜瞳孔中心偏移量。

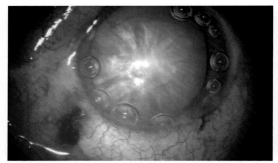

彩插 14　撕囊时前囊向周边裂开，可能会导致后囊破裂（见正文 P041）

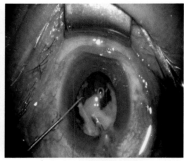

彩插 15　核处理时，坚硬的核块刺破了缺少皮质保护的后囊（见正文 P041）

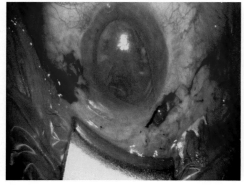

彩插 16　切口位置靠后，虹膜嵌顿于切口（见正文 P046）

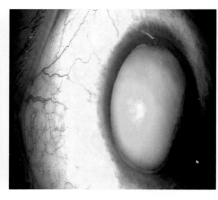

彩插 17　晶状体半脱位（见正文 P057）

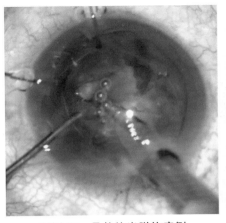

彩插 18 晶状体半脱位病例
（见正文 P057）

注：术中应用了囊袋拉钩，以方便手术操作并
防止悬韧带进一步断裂。

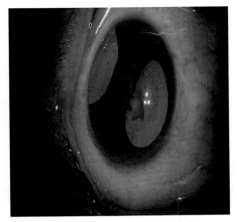

彩插 19 外伤后虹膜根部离断
（见正文 P058）

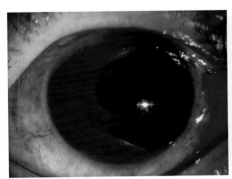

彩插 20 虹膜根部离断缝合术后
（见正文 P058）

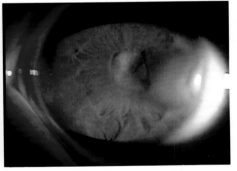

彩插 21 葡萄膜炎引起的虹膜后粘连
（见正文 P062）

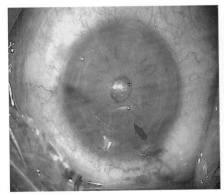

**彩插 22 长期使用缩瞳剂治疗青光眼最
终导致小瞳孔（见正文 P062）**

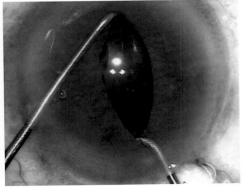

彩插 23 机械牵拉扩张瞳孔
（见正文 P063）

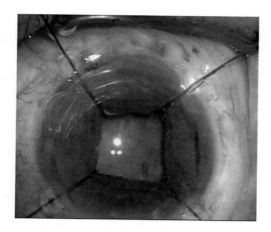

彩插 24　虹膜拉钩扩大瞳孔（见正文 P064）

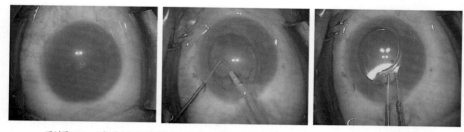

彩插 25　瞳孔扩张器扩大瞳孔，至手术结束时将其取出（见正文 P065）